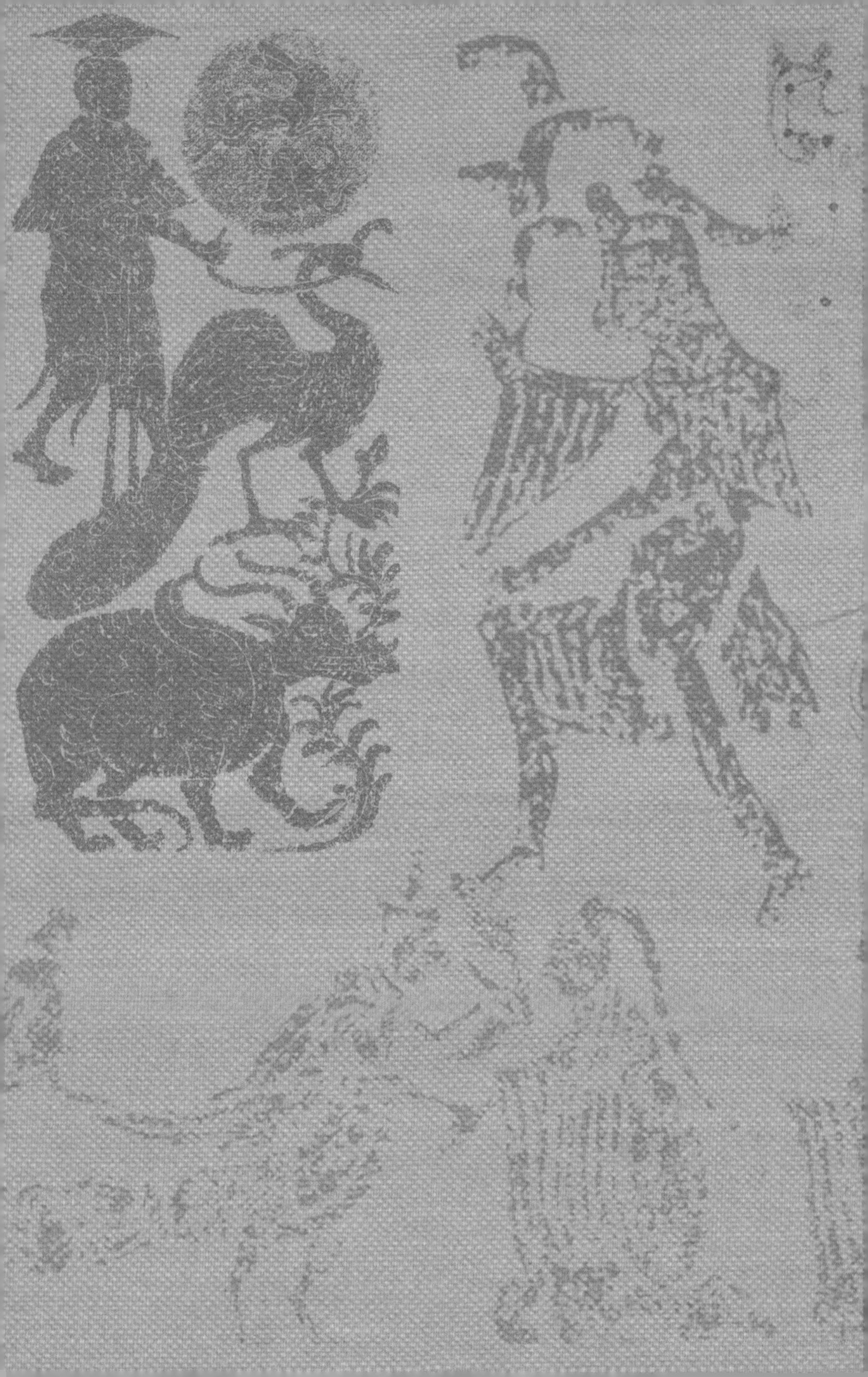

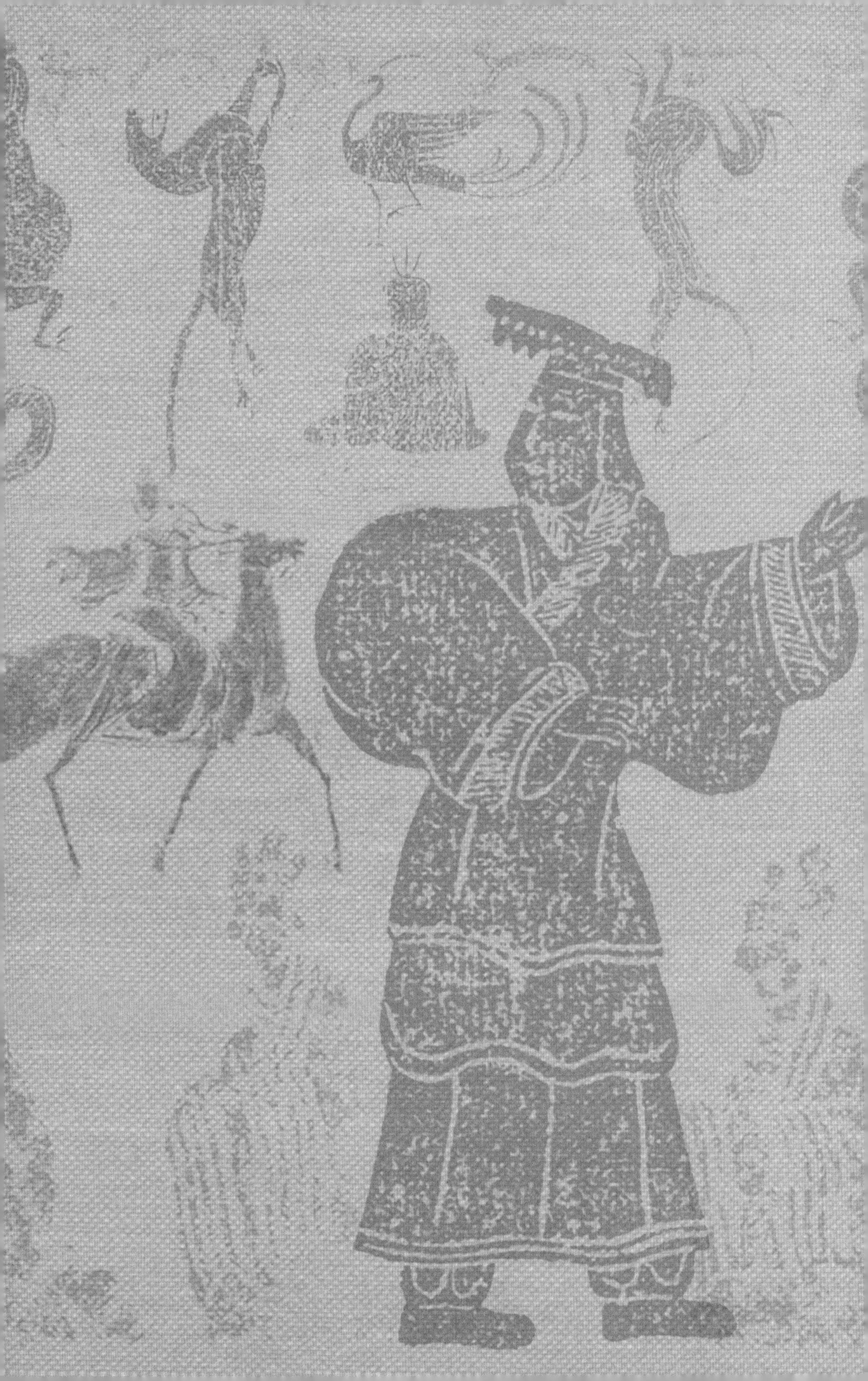

中国古医籍整理丛书

内经评文灵枢

清·周学海　撰

李海峰　陈　正　刘庆宇　邹纯朴　赵心华　校注

中国中医药出版社

·北　京·

图书在版编目（CIP）数据

内经评文灵枢/（清）周学海撰；李海峰等校注．—北京：中国中医药出版社，2015. 1（2024.7 重印）
（中国古医籍整理丛书）
ISBN 978 -7 -5132 -2233 -4
Ⅰ. ①内…　Ⅱ. ①周…　②李…　Ⅲ. ①《内经》-研究
Ⅳ. ①R221

中国版本图书馆 CIP 数据核字（2014）第 293865 号

中 国 中 医 药 出 版 社 出 版
北京经济技术开发区科创十三街 31 号院二区 8 号楼
邮政编码　100176
传真　010 64405721
北京盛通印刷股份有限公司印刷
各地新华书店经销
*
开本 710 ×1000　1/16　印张 17. 25　字数 111 千字
2015 年 1 月第 1 版　2024 年 7 月第 2 次印刷
书　号　ISBN 978 -7 -5132 -2233 -4
*
定价　49. 00 元
网址　www. cptcm. com

如有印装质量问题请与本社出版部调换

服务热线　010 64405510
购书热线　010 64065415　010 64065413
微信服务号　zgzyycbs
书店网址　csln. net/qksd/
官方微博　http：//e. weibo. com/cptcm
淘宝天猫网址　http：//zgzyycbs. tmall. com

国家中医药管理局
中医药古籍保护与利用能力建设项目
组织工作委员会

主 任 委 员 王国强
副 主 任 委 员 王志勇 李大宁
执行主任委员 曹洪欣 苏钢强 王国辰 欧阳兵
执行副主任委员 李 昱 武 东 李秀明 张成博
委 员

各省市项目组分管领导和主要专家

（山东省）武继彪 欧阳兵 张成博 贾青顺
（江苏省）吴勉华 周仲瑛 段金廒 胡 烈
（上海市）张怀琼 季 光 严世芸 段逸山
（福建省）阮诗玮 陈立典 李灿东 纪立金
（浙江省）徐伟伟 范永升 柴可群 盛增秀
（陕西省）黄立勋 呼 燕 魏少阳 苏荣彪
（河南省）夏祖昌 刘文第 韩新峰 许敬生
（辽宁省）杨关林 康廷国 石 岩 李德新
（四川省）杨殿兴 梁繁荣 余曙光 张 毅

各项目组负责人

王振国（山东省） 王旭东（江苏省） 张如青（上海市）
李灿东（福建省） 陈勇毅（浙江省） 焦振廉（陕西省）
蔡永敏（河南省） 鞠宝兆（辽宁省） 和中浚（四川省）

项目专家组

顾　问　马继兴　张灿玾　李经纬

组　长　余瀛鳌

成　员　李致忠　钱超尘　段逸山　严世芸　鲁兆麟
郑金生　林端宜　欧阳兵　高文柱　柳长华
王振国　王旭东　崔　蒙　严季澜　黄龙祥
陈勇毅　张志清

项目办公室（组织工作委员会办公室）

主　任　王振国　王思成

副主任　王振宇　刘群峰　陈榕虎　杨振宁　朱毓梅
刘更生　华中健

成　员　陈丽娜　邱　岳　王　庆　王　鹏　王春燕
郭瑞华　宋咏梅　周　扬　范　磊　张永泰
罗海鹰　王　爽　王　捷　贺晓路　熊智波

秘　书　张丰聪

前 言

中医药古籍是传承中华优秀文化的重要载体，也是中医学传承数千年的知识宝库，凝聚着中华民族特有的精神价值、思维方法、生命理论和医疗经验，不仅对于传承中医学术具有重要的历史价值，更是现代中医药科技创新和学术进步的源头和根基。保护和利用好中医药古籍，是弘扬中国优秀传统文化、传承中医学术的必由之路，事关中医药事业发展全局。

1949 年以来，在政府的大力支持和推动下，开展了系统的中医药古籍整理研究。1958 年，国务院科学规划委员会古籍整理出版规划小组在北京成立，负责指导全国的古籍整理出版工作。1982 年，国务院古籍整理出版规划小组召开全国古籍整理出版规划会议，制定了《古籍整理出版规划（1982—1990）》，卫生部先后下达了两批 200 余种中医古籍整理任务，掀起了中医古籍整理研究的新高潮，对中医文化与学术的弘扬、传承和发展，发挥了极其重要的作用，产生了不可估量的深远影响。

2007 年《国务院办公厅关于进一步加强古籍保护工作的意见》明确提出进一步加强古籍整理、出版和研究利用，以及

"保护为主、抢救第一、合理利用、加强管理"的方针。2009年《国务院关于扶持和促进中医药事业发展的若干意见》指出，要"开展中医药古籍普查登记，建立综合信息数据库和珍贵古籍名录，加强整理、出版、研究和利用"。《中医药创新发展规划纲要（2006—2020）》强调继承与创新并重，推动中医药传承与创新发展。

2003～2010年，国家财政多次立项支持中国中医科学院开展针对性中医药古籍抢救保护工作，在中国中医科学院图书馆设立全国唯一的行业古籍保护中心，影印抢救濒危珍本、孤本中医古籍1640余种；整理发布《中国中医古籍总目》；遴选351种孤本收入《中医古籍孤本大全》影印出版；开展了海外中医古籍目录调研和孤本回归工作，收集了11个国家和2个地区137个图书馆的240余种书目，基本摸清流失海外的中医古籍现状，确定国内失传的中医药古籍共有220种，复制出版海外所藏中医药古籍133种。2010年，国家财政部、国家中医药管理局设立"中医药古籍保护与利用能力建设项目"，资助整理400余种中医药古籍，并着眼于加强中医药古籍保护和研究机构建设，培养中医古籍整理研究的后备人才，全面提高中医药古籍保护与利用能力。

在此，国家中医药管理局成立了中医药古籍保护和利用专家组和项目办公室，专家组负责项目指导、咨询、质量把关，项目办公室负责实施过程的统筹协调。专家组成员对古籍整理研究具有丰富的经验，有的专家从事古籍整理研究长达70余年，深知中医药古籍整理研究的重要性、艰巨性与复杂性，履行职责认真务实。专家组从书目确定、版本选择、点校、注释等各方面，为项目实施提供了强有力的专业指导。老一辈专家的学术水平和智慧，是项目成功的重要保证。项目承担单位山东中医药大学、南京中医药大学、上海中医药大学、福建中医药大学、浙江省中医药研究院、陕西省中医药研究院、河南省中医药研究院、辽宁中医药大学、成都中医药大学及所在省市中医药管理部门精心组织，充分发挥区域间互补协作的优势，并得到承担项目出版工作的中国中医药出版社大力配合，全面推进中医药古籍保护与利用网络体系的构建和人才队伍建设，使一批有志于中医学术传承与古籍整理工作的人才凝聚在一起，研究队伍日益壮大，研究水平不断提高。

本着“抢救、保护、发掘、利用”的理念，该项目重点选择近60年未曾出版的重要古医籍，综合考虑所选古籍的保护价值、学术价值和实用价值。400余种中医药古籍涵盖了医经、基础理论、诊法、伤寒金匮、温病、本草、方书、内科、外科、女科、儿科、伤科、眼科、咽喉口齿、针灸推拿、养生、医案医话医论、医史、临证综合等门类，跨越唐、宋、金元、明以迄清末。全部古籍均按照项目办公室组织完成的行业标准《中医古籍整理规范》及《中医药古籍整理细则》进行整理校注，绝大多数中医药古籍是第一次校注出版，一批孤本、稿本、抄本更是首次整理面世。对一些重要学术问题的研究成果，则集中收录于各书的“校注说明”或“校注后记”中。

“既出书又出人”是本项目追求的目标。近年来，中医药古籍整理工作形势严峻，老一辈逐渐退出，新一代普遍存在整理研究古籍的经验不足、专业思想不坚定等问题，使中医古籍整理面临人才流失严重、青黄不接的局面。通过本项目实施，搭建平台，完善机制，培养队伍，提升能力，经过近5年的建设，锻炼了一批优秀人才，老中青三代齐聚一堂，有效地稳定了研究队伍，为中医药古籍整理工作的开展和中医文化与学术的传承提供必备的知识和人才储备。

本项目的实施与《中国古医籍整理丛书》的出版，对于加强中医药古籍文献研究队伍建设、建立古籍研究平台，提高古籍整理水平均具有积极的推动作用，对弘扬我国优秀传统文化，推进中医药继承创新，进一步发挥中医药服务民众的养生保健与防病治病作用将产生深远影响。

第九届、第十届全国人大常委会副委员长许嘉璐先生，国家卫生计生委副主任、国家中医药管理局局长、中华中医药学会会长王国强先生，我国著名医史文献专家、中国中医科学院马继兴先生在百忙之中为丛书作序，我们深表敬意和感谢。

由于参与校注整理工作的人员较多，水平不一，诸多方面尚未臻完善，希望专家、读者不吝赐教。

国家中医药管理局中医药古籍保护与利用能力建设项目办公室

二〇一四年十二月

许序

“中医”之名立，迄今不逾百年，所以冠以“中”字者，以别于“洋”与“西”也。慎思之，明辨之，斯名之出，无奈耳，或亦时人不甘泯没而特标其犹在之举也。

前此，祖传医术（今世方称为“学”）绵延数千载，救民无数；华夏屡遭时疫，皆仰之以度困厄。中华民族之未如印第安遭染殖民者所携疾病而族灭者，中医之功也。

医兴则国兴，国强则医强。百年运衰，岂但国土肢解，五千年文明亦不得全，非遭泯灭，即蒙冤扭曲。西方医学以其捷便速效，始则为传教之利器，继则以“科学”之冕畅行于中华。中医虽为内外所夹击，斥之为蒙昧，为伪医，然四亿同胞衣食不保，得获西医之益者甚寡，中医犹为人民之所赖。虽然，中国医学日益陵替，乃不可免，势使之然也。呜呼！覆巢之下安有完卵？

嗣后，国家新生，中医旋即得以重振，与西医并举，探寻结合之路。今也，中华诸多文化，自民俗、礼仪、工艺、戏曲、历史、文学，以至伦理、信仰，皆渐复起，中国医学之兴乃属必然。

迄今中医犹为国家医疗系统之辅，城市尤甚。何哉？盖一则西医赖声、光、电技术而于20世纪发展极速，中医则难见其进。二则国人惊羡西医之“立竿见影”，遂以为其事事胜于中医。然西医已自觉将入绝境：其若干医法正负效应相若，甚或负远逾于正；研究医理者，渐知人乃一整体，心、身非如中世纪所认定为二对立物，且人体亦非宇宙之中心，仅为其一小单位，与宇宙万象万物息息相关。认识至此，其已向中国医学之理念“靠拢”矣，虽彼未必知中国医学何如也。唯其不知中国医理何如，纯由其实践而有所悟，益以证中国之认识人体不为伪，亦不为玄虚。然国人知此趋向者，几人？

国医欲再现宋明清高峰，成国中主流医学，则一须继承，一须创新。继承则必深研原典，激清汰浊，复吸纳西医及我藏、蒙、维、回、苗、彝诸民族医术之精华；创新之道，在于今之科技，既用其器，亦参照其道，反思己之医理，审问之，笃行之，深化之，普及之，于普及中认知人体及环境古今之异，以建成当代国医理论。欲达于斯境，或需百年欤？予恐西医既已醒悟，若加力吸收中医精粹，促中医西医深度结合，形成21世纪之新医学，届时“制高点”将在何方？国人于此转折之机，能不忧虑而奋力乎？

予所谓深研之原典，非指一二习见之书、千古权威之作；就医界整体言之，所传所承自应为医籍之全部。盖后世名医所著，乃其秉诸前人所述，总结终生行医用药经验所得，自当已成今世、后世之要籍。

盛世修典，信然。盖典籍得修，方可言传言承。虽前此50余载已启医籍整理、出版之役，惜旋即中辍。阅20载再兴整理、出版之潮，世所罕见之要籍千余部陆续问世，洋洋大观。

今复有“中医药古籍保护与利用能力建设”之工程，集九省市专家，历经五载，董理出版自唐迄清医籍，都400余种，凡中医之基础医理、伤寒、温病及各科诊治、医案医话、推拿本草，俱涵盖之。

噫！璐既知此，能不胜其悦乎？汇集刻印医籍，自古有之，然孰与今世之盛且精也！自今而后，中国医家及患者，得览斯典，当于前人益敬而畏之矣。中华民族之屡经灾难而益蕃，乃至未来之永续，端赖之也，自今以往岂可不后出转精乎？典籍既蜂出矣，余则有望于来者。

谨序。

第九届、十届全国人大常委会副委员长

许嘉璐

二〇一四年冬

王序

中医学是中华民族在长期生产生活实践中，在与疾病作斗争中逐步形成并不断丰富发展的医学科学，是中国古代科学的瑰宝，为中华民族的繁衍昌盛作出了巨大贡献，对世界文明进步产生了积极影响。时至今日，中医学作为我国医学的特色和重要医药卫生资源，与西医学相互补充、相互促进、协调发展，共同担负着维护和促进人民健康的任务，已成为我国医药卫生事业的重要特征和显著优势。

中医药古籍在存世的中华古籍中占有相当重要的比重，不仅是中医学术传承数千年最为重要的知识载体，也是中医为中华民族繁衍昌盛发挥重要作用的历史见证。中医药典籍不仅承载着中医的学术经验，而且蕴含着中华民族优秀的思想文化，凝聚着中华民族的聪明智慧，是祖先留给我们的宝贵物质财富和精神财富。加强对中医药古籍的保护与利用，既是中医学发展的需要，也是传承中华文化的迫切要求，更是历史赋予我们的责任。

2010年，国家中医药管理局启动了中医药古籍保护与利用能力建设项目。这既是传承中医药的重要工程，也是弘扬优秀民族文化的重要举措，不仅能够全面推进中医药的有效继承和创新发展，为维护人民健康作出贡献，也能够彰显中华民族的璀璨文化，为实现中华民族伟大复兴的中国梦作出贡献。

相信这项工作一定能造福当今，嘉惠后世，福泽绵长。

国家卫生和计划生育委员会副主任

国家中医药管理局局长

中华中医药学会会长

王国强

二〇一四年十二月

马序

新中国成立以来，党和国家高度重视中医药事业发展，重视古籍的保护、整理和研究工作。自1958年始，国务院先后成立了三届古籍整理出版规划小组，分别由齐燕铭、李一氓、匡亚明担任组长，主持制定了《整理和出版古籍十年规划（1962—1972）》《古籍整理出版规划（1982—1990）》《中国古籍整理出版十年规划和"八五"计划（1991—2000）》等，而第三次规划中医药古籍整理即纳入其中。1982年9月，卫生部下发《1982—1990年中医古籍整理出版规划》，1983年1月，中医古籍整理出版办公室正式成立，保证了中医古籍整理出版规划的实施。2002年2月，《国家古籍整理出版"十五"（2001—2005）重点规划》经新闻出版署和全国古籍整理出版规划领导小组批准，颁布实施。其后，又陆续制定了国家古籍整理出版"十一五"和"十二五"重点规划。国家财政多次立项支持中国中医科学院开展针对性中医药古籍抢救保护工作，文化部在中国中医科学院图书馆专门设立全国唯一的行业古籍保护中心，国家先后投入中医药古籍保护专项经费超过3000万元，影印抢救濒危珍、善、孤本中医古籍1640余种，开展了海外中医古籍目录调研和孤本回归工作。2010年，国家财政部、国家中医药管理局安排国家公共卫生专项资金，设立了“中医药古籍保护与利用能力建设项目”，这是继1982～1986年第一批、第二批重要中医药古籍整理之后的又一次大规模古籍整理工程，重点整理新中国成立后未曾出版的重要古籍，目标是形成并普及规范的通行本、传世本。

为保证项目的顺利实施，项目组特别成立了专家组，承担咨询和技术指导，以及古籍出版之前的审定工作。专家组中的许多成员虽逾古稀之年，但老骥伏枥，孜孜不倦，不仅对项目进行宏观指导和质量把关，更重要的是通过古籍整理，以老带新，言传身教，培养一批中医药古籍整理研究的后备人才，促进了中医药古籍保护和研究机构建设，全面提升了我国中医药古籍保护与利用能力。

作为项目组顾问之一，我深感中医药古籍保护、抢救与整理工作的重要性和紧迫性，也深知传承中医药古籍整理经验任重而道远。令人欣慰的是，在项目实施过程中，我看到了老中青三代的紧密衔接，看到了大家的坚持和努力，看到了年轻一代的成长。相信中医药古籍整理工作的将来会越来越好，中医药学的发展会越来越好。

欣喜之余，以是为序。

中国中医科学院研究员

马继兴

二〇一四年十二月

校注说明

周学海，字澄之，安徽建德（今东至县）人，生于咸丰六年丙辰（1856），卒于光绪三十二年丙未（1906）。其自幼沉酣经史词章之学，光绪十八年中进士，授内阁中书，官至浙江候补道。中年以后，积劳多病，乃潜心医学，于脉学研究尤深，每多心得之言，医名著于大江南北，治疗疑难疾病常有奇效。其著作有《脉义简摩》《脉简补义》《诊家直诀》《辨脉平脉章句》等，并校刊评注多本古医书，所据多为宋元旧版，校勘精审，世称善本，《内经评文》即是其一，皆编入《周氏医学丛书》中。

《内经评文》初刻于清光绪二十四年（1898），分《内经评文素问》《内经评文灵枢》两部分。《内经评文灵枢》部分共十二卷，以圈点、夹批、旁批和总批方式，对全文作了评点。评点重在分析篇章结构、文法笔势，使得纲领得挈，要害显明；并加以注音释字，阐发医理，旁及《黄帝内经灵枢注证发微》《类经》等书，使幽微自明；间杂以校正文字错简，参之《甲乙经》，颇有精到之处。加之刻版又清晰明朗，成为精校善本。任应秋先生认为本书是《内经》学习的较好选本。其优点有二：一是每篇文字分做若干节段，读起来易于理解；二是校刊较好，错误很少，断句亦较正确。

《内经评文》现存清光绪二十四年（1898）皖南建德周氏原刻本，在刊刻之后曾三次印刷，一次影印（原刻版尚存于世，藏于扬州中国雕版印刷博物馆）。根据印行先后顺序，可分为单行本，《周氏医学丛书》本，1936 年周学海弟周学熙据《周氏医学丛书》本缩小影印本（此本流行甚广，周学熙曾分赠各省图书馆，故多见收藏），1984 年江苏广陵古籍刻印社据周氏原刻重印本。诸本之中，丛书本及重印本，刻版已见损坏之迹，偶有字迹模糊之处，周学熙缩小影印本则因描画致多字以讹误正，唯单行本字迹清晰，页面明朗，错误较少，故此次整理以上海中医药大学图书馆藏光绪戊戌年皖南建德周氏刻版单行本为底本。选取《四部丛刊》影印赵府居敬堂本和日本经络学会影印明刊无名氏本为《灵枢》原文的参校本，简称为“赵本”和“无名氏本”。以科学技术文献出版社出版的王洪图重校《黄帝内经太素》修订版和人民卫生出版社出版的张灿玾、徐国仟主编的《针灸甲乙经校注》为他校本，简称为《太素》《甲乙经》，并注明所引篇名。

在校注中遇到的各类问题，大致作了如下处理：

1. 原书为繁体竖排，今改为简体横排。文中表示文字方位的词“左”“右”，亦相应改为“上”“下”。除涉及周氏注文的个别用字仍使用底本原字外，异体字、古今字、俗字、避讳字，一并径改为通行简体字，不出校记。

2. 底本中使用原有其字的通假字，若见于《灵枢经》原文中，一般不予处理；若见于周学海评文中，则征引书证说明通假关系。

3. 底本与校本文字不同，确系底本文字有讹误、脱漏、倒转者，据校本改补乙转，并出校记。底本与校本异文难判是非者，则予两存，出注说明。如异文系通假字，并出书证。虚词异文一般不改不注。

4. 古人引文每有省改，本书之引文文字虽有差异，凡无碍原义医理者，不予校改出注。

5. 对文中生僻字词，释其音义。用汉语拼音加同音汉字注其音，酌加训诂以释其义，并举书证，以供考校。

6. 全书采用现代标点。为尊重作者原意，基本按原有句读断句，但遇有明显断句错误则径改之，不出注。

7. 书中夹批、总批均用另体小字出。旁批用另体小字置于“（ ）”内。

8. 原书《灵枢经》经文中加框字系作者以为之衍文，今仍依其旧例，加框列出。

9. 原书《素问》部分前有自序，今载于文前。另有《清史稿》周学海列传及周学熙影印《周氏医学丛书》所撰序文，俱附于原文之后，备作参考。

自　序

《素问》《灵枢》，医之祖也，即文之祖也。其义理法度传于邃古①，非秦汉诸子之所能臆度也；其精神格力②比于六经，非秦汉诸子之所能攀拟③也。且夫藏府、脉络、阴阳、运气，曲折微渺，至难摩绘，而两经英词风发，浩然沛然，析及毫芒，昭于日月，是神于医而雄于文者，秦汉之际未闻其人。况秦汉文多奇崛，是书宽平正大，不动声色，而天地万物已在涵盖之中，糟粕精华尽入微言之内，故常以为此三代之盛涵养有道之士之所为作也。古者，医术以口相授，每历一师，必加润色，谓是增润于三代之后可也，谓非出于三代之前不可也。虽然，世之诋其伪者多矣，辩之即累千百言，亦终不能祛其惑，而又何所轻重于圣经？独其文之可法可师，稍知慕古者，莫不知好，向来选家遗而不录，何哉？徒以隶于方伎而薄④之。又其语皆实事，非如空谈名理⑤者之易为讲说也。夫孰知其内益于身心性命，外裨于文章功力，有胜于泛读空文万万者乎！学海不揣固陋，辄仿茅鹿门⑥、储同人⑦评《左氏传》《战国策》文例，

---

① 邃古：远古。

② 格力：诗文的格调、气势。

③ 攀拟：犹追拟。

④ 薄：鄙薄。

⑤ 名理：指魏晋及其后清谈家辨析事物名和理的是非同异。

⑥ 茅鹿门：即茅坤，明代归安人，字顺甫，号鹿门。编《唐宋八大家文钞》，又著有《白桦楼藏稿》《玉芝山房稿》等书。

⑦ 储同人：即储欣，清代宜兴人，字同人。博通经史，工制艺，编有《唐宋八大家全集录》，著《在陆草堂集》。

取两经之文，为之分析腠理，指点起伏，使览者见其脉络贯通，义理昭著，抑扬顿挫，情韵流连，足以发人之神智，而舞蹈于不自觉也，倘亦昌明圣经之一术欤。是书也，得其精微，可以入圣，而广其功用，亦以济人。和阴阳，拯夭札，儒者之责也，而又不背于文事，儒者不能读此，更责谁读之？而乃竞名利，从[①]嗜欲，大道之要，漠不关及，坐使古法失传，荡然无存。迄今之日，天下不乏有志之士，而穷于无所受，每览斯文，未尝不抚膺悼痛也。

光绪二十二年岁次丙申新春人日[②]皖南建德周学海澄之氏书于蠖庐[③]

① 从：同“纵”。

② 人日：正月七日。古人有以正月一日至八日天气状况占断人、畜命运及五谷年景的习俗。《开元占经》引《京房占》云：“正月初一日为鸡，二日为狗，三日为猪，四日为羊，五日为牛，六日为马，七日为人，八日为谷。和调不风寒，即人不病，六畜不死亡。”

③ 蠖庐：周学海书斋名。

目 录

卷七

卷八

卷九

卷十

卷十一

卷十二

卷　一

九针十二原第一 法天

黄帝问于岐伯曰：余子万民，养百姓，而收租税（一起①涵盖八荒，帝王气象，仁圣心思）。余哀其不给，而属有疾病（落到正意）。略顿。余欲勿使被毒药（曲一笔），无用砭石，欲以微针（折到本题），通其经脉，调其血气，营其逆顺出入之会，令可传于后世，必明为之法。令终而不灭，久而不绝，易用难忘，为之经纪。异其章，别其表里，为之终始。令各有形，先立针经（点题）。愿闻其情。以上第一节，总冒②全篇。

岐伯答曰：臣请推而次之，令有纲纪，始于一终于九焉（点“九”字，一顿。总冒全篇，总提③本节）。请言其道。小针之要，易陈而难入。粗守形，上守神，神乎神，客在门，未睹其疾，恶知其原。刺之微，在速迟，粗守关，上守机，机之动，不离其空，空中之机，清静而微，其来不可逢，其往不可追。知机之道者，不可挂以发，

① 起：文章结构或章法的开头。清·崔灏《通俗编·文学》引元·范椁《诗法》：“作诗有四法，起要平直，承要春容，转要变化，合要渊永。”

② 冒：概括也。

③ 提：提纲挈领。

不知机道，叩之不发，知其往来，要与之期，粗之暗乎，妙哉工独有之。往者为逆，来者为顺，明知逆顺，正行无问。逆而夺之，恶得无虚，追而济之，恶得无实（点醒虚实，字挟飞鸣①），迎之随之，以意和之，针道毕矣（通束本节）。以上第二节，浑写②大意，全篇纲领也。观其随手分合，舒卷自如，笔底纯是灵气往来。

凡用针者（紧顶③），虚则实之，满则泄之，宛陈则除之，宛，音义并同“郁”，“菀”之省字也。邪胜则虚之（词清笔健）。大要曰：徐而疾则实，疾而徐则虚。言实与虚，若有若无，察后与先，若存若亡，为虚与实，若得若失。虚实之要，九针最妙，补泻之时，以针为之（顿。四句仰承俯注，是本节腰束④）。泻曰必持内之，放而出之，排阳得针，邪气得泄。按而引针，是谓内温，血不得散，气不得出也。随手带出“气”字，尚在无意之间。补曰随之，随之意，若妄之，若行若按，如蚊虻止，如留如还，去如弦绝，令左属右，其气故止，外门以闭，中气乃实，必无留血，急取诛之。持针之道（挺接⑤），坚者为宝，正指直刺，无针左右，神在秋毫，属意病者，审视血脉，刺之

---

① 字挟飞鸣：形容文笔流畅清亮。

② 浑写：笼统地写。

③ 顶：即顶真，又名顶针，系后面的开端与前面的结尾重复相同成分的一种修辞方式。

④ 腰束：在文之中段为其腰，总结收束上下文为之束。

⑤ 挺接：挺，直也。无过渡句，直接上文。

无殆。方刺之时，必在悬阳，及与两卫，神属勿去，知病存亡。血脉者，在腧横居，视之独澄，切之独坚（诠释血脉，结束本节，笔干直立）。以上第三节，紧跟虚实，申明用针补泻之法。

九针之名（挺起），各不同形（领起本节）：一曰镵针，长一寸六分；二曰员针，长一寸六分；三曰鍉针，长三寸半；四曰锋针，长一寸六分；五曰铍针，长四寸，广二分半；六曰员利针，长一寸六分；七曰毫针，长三寸六分；八曰长针，长七寸；九曰大针，长四寸。镵针者，头大末锐，去泻阳气。"气"字越点越认真。员针者，针如卵形，揩摩分间，不得伤肌肉，以泻分气。鍉针者，锋如黍粟之锐，主按脉勿陷，以致其气。锋针者，刃三隅，以发痼疾。铍针者，末如剑锋，以取大脓。员利针者，大如氂，且员且锐，中身微大，以取暴气。毫针者，尖如蚊虻喙，静以徐往，微以久留之而养，以取痛痹。长针者，锋利身薄，可以取远痹。大针者，尖如挺①，其锋微员，以泻机关之水也。九针毕矣。以上第四节，叙九针之名数体用②也，是本题之正面。

夫气之在脉也，邪气在上，浊气在中，清气在下（撑开，笔势飘忽，是遥承"血脉"来）。至此遂捉住"气"字不放矣。

---

① 挺：赵本作"梃"。《灵枢识》曰："道藏本挺作梃。简案：挺、梃同，杖也。"

② 体用：指九针长度形状与功用。

故针陷脉（叙针害），则邪气出，针中脉，则浊气出，针大深，则邪气反沉，病益[1]。据《小针解》，二字是衍。故曰皮肉筋脉，各有所处，病各有所宜，各不同形，各以任其所宜，无实无虚，损不足而益有余，是谓甚病，病益甚。取五脉者死，取三脉者恇；夺阴者死，夺阳者狂，针害毕矣。刺之而气不至（挺接，叙针效），无问其数；刺之而气至，乃去之，勿复针。针各有所宜，各不同形，各任其所为。刺之要，气至而有效，效之信，若风之吹云，明乎若见苍天，刺之道毕矣。以上第五节，分两段，一叙针害，一叙针效，九针之义毕矣。是前半篇。

黄帝曰：愿闻五藏六府所出之处（另起）。岐伯曰：五藏五腧，五五二十五腧；六府六腧，六六三十六腧（许多数目字，皆为十二原作映衬[2]也）。经脉十二，络脉十五，凡二十七气以上下。所出为井，所溜[3]为荥，所注为腧，所行为经，所入为合，二十七气所行，皆在五腧也。节之交，三百六十五会，知其要者，一言而终，不知其要，流散无穷。所言节者，神气之所游行出入也，非皮肉筋骨也（横插一笔，恣态横生）。观[4]其色，察其目，知其散复；一其形，

① 病益：《太素·九针之一·九针要道》《甲乙经·针道第四》并作“病益甚”，疑“甚”字脱。

② 映衬：衬托也。下段言五脏有疾当取十二原，此处脏腑腧穴为其衬托。

③ 溜：通“流”。《难经·六十八难》作：“所流为荥。”

④ 观：赵本及无名氏本并作“睹”。

听其动静，知其邪正（即指其节言，笔笔提在空中）。右主推之，左持而御之，气至而去之。凡将用针（紧接跃起），必先诊脉，视气之剧易，乃可以治也。五藏之气已绝于内，而用针者反实其外，是谓重竭（妥贴排奡①），重竭必死，其死也静，治之者，辄反其气，取腋与膺；五藏之气已绝于外，而用针者反实其内，是谓逆厥，逆厥则必死，其死也燥②，治之者，反取四末。刺之害，中而不去则精泄；伤于深也。不③中而去则致气。伤于浅也。"不"字原误作"害"。深浅之说④，详《素问·刺齐论》。精泄则病益甚而恇，致气则生为痈疡。（用反笔顿住，峭拔）。以上第六节，论针必审气，是针与原之交际，全篇之中权⑤也。

五藏有六府，六府有十二原，十二原出于四关，四关主治五藏。五藏有疾，当取之十二原，十二原者，五藏之所以禀三百六十五节气味也（从"原"字关到"节"字，与上节作钩连之致）。五藏有疾也，应出十二原，十二原各有所出，明知其原，睹其应，而知五藏之害矣。阳

---

① 妥贴排奡（ào 澳）：内容齐备，语气刚劲有力，此是对本句及下文"五藏之气已绝于外"句的评论。语出韩愈《荐士》："横空盘硬语，妥贴力排奡。"

② 燥：赵本及无名氏本并作"躁"，义长。

③ 不：赵本及无名氏本亦作"害"，误。本书及《灵枢经》诸本《寒热病》篇中并作"不中而去则致气"，周氏校正为是。

④ 深浅之说：《素问·刺齐论》曰："刺骨者无伤筋，刺筋者无伤肉，刺肉者无伤脉，刺脉者无伤皮，刺皮者无伤肉，刺肉者无伤筋，刺筋者无伤骨。"

⑤ 中权：文章之中枢也。

中之少阴（分叙），肺也，造句顺逆有法，若云"肺者，阳中之少阴也"，文气便不峻。其原出于大渊，大渊二（句法俱峭）。阳中之太阳，心也，其原出于大陵，大陵二。阴中之少阳，肝也，其原出于太冲，太冲二。阴中之至阴，脾也，其原出于太白，太白二。阴中之太阴，肾也，其原出于太溪，太溪二。膏之原，出于鸠尾，鸠尾一。肓[①]之原，出于脖胦，脖胦一。凡此十二原者，主治五藏六府之有疾者也。胀取三阳，飧泄取三阴（收劲）。以上第七节，实发十二原，亦本题正面也，末忽带出治法，以起下文。经文篇法，每多如此。

今夫五藏之有疾也，譬犹刺也，犹污也，犹结也，犹闭也。刺虽久，犹可拔也；污虽久，犹可雪也；结虽久，犹可解也；闭虽久，犹可决也（从闲处接说，不直接刺诸热者，断续得妙，文气宽衍，笔致如飞）。或言久疾之不可取者，非其说也（虚撇[②]）。夫善用针者，取其疾也，犹拔刺也，犹雪污也，犹解结也，犹决闭也。疾虽久，犹可毕也。言不可治者，未得其术也（实断）。此段本可以数语了之，乃故意繁复其词，逐句"也"字，著纸欲飞。刺诸热者，如以手探汤（语妙），刺寒清者，如人不欲行。阴有阳疾者，谓里分有上逆之热邪也。取之下陵三里，正往无殆，气下乃止，不下，复始也。疾高而内者，取之阴之陵泉；疾高而外者，取之阳之

① 肓：原作"盲"，据赵本及无名氏本改。

② 虚撇：撇，略也。虚略写一笔，与下文"实断"相对应。

陵泉也。（笔歌墨舞，结束通篇，在有意无意之间，文体宽博①有余）

通篇只重九针，十二原只是带叙，前半笔力坚整，自见挺拔，后半笔气清超，一往无前，是极酣畅之文。此篇叙九针之体与其用也，九针之用在于审气之虚实顺逆而调之，前半每于起笔见峥嵘，后半每于收笔见劲切。

本输第二 法地

黄帝问于岐伯曰：凡刺之道（总挈），必通十二经脉②之所终始，络脉之所别处，五输之所留，六府之所与合，四时之所出入，五藏之所溜处，阔数之度，浅深之状，高下所至（平铺直叙之中，自有浩气流行之致③）。愿闻其解。岐伯曰：请言其次也。

肺出于少商（分叙），少商者，手大指端内侧也，为井木；溜于鱼际，鱼际者，手鱼也，为荥；注于太渊，太渊，鱼后一寸，陷者中也，为腧；行于经渠，经渠，寸口中也，动而不居，为经；入于尺泽，尺泽，肘中之动脉也，为合，手太阴经也。

心出于中冲，中冲者，手中指之端也，为井木；溜于劳宫，劳宫，掌中中指本节之内间也，为荥；注于大陵，

① 宽博：大气开阔。

② 脉：赵本及无名氏本并作“络”，作“脉”义长。

③ 浩气流行之致：浩气，即浩然之气，正大刚直之气。流行，流动运行。致，趣也。

大陵，掌后两骨之间，方下者也，为腧；行于间使，间使之道，两筋之间，三寸之中也，有过则至，无过则止，为经；入于曲泽，曲泽，肘内廉下，陷者中也，屈而得之，为合，手少阴也（以上手之两阴也）。

肝出于大敦，大敦者，足大指之端，及三毛[①]之中也，是其穴有两处也，皆可刺之。《经脉》云：起于大指丛毛之中。盖以三毛者为主矣。为井木；溜于行间，行间，足大指间也，为荥；注于太冲，太冲，行间上二寸，陷者中也，为腧；行于中封，中封，内踝之前一寸半，陷者之中，使[②]逆则宛，使和则通，摇足而得之，为经；使者，气之流通于经脉者也。《素问》曰：主不明则十二官危，使道闭塞而不通。“宛”已见前篇。入于曲泉，曲泉，辅骨之下，大筋之上也，屈膝而得之，为合，足厥阴也。

脾出于隐白，隐白者，足大指之端内侧也，为井木；溜于大都，大都，本节之后下，陷者中也，为荥；注于太白，太白，腕[③]骨之下也，为腧；行于商丘，商丘，内踝之下，陷者中也，为经；入于阴之陵泉，阴之陵泉，辅骨之下，陷者中也，伸而得之，为合，足太阴也。

---

① 三毛：《读素问钞·经度·肝经》曰：“足大指爪甲后为三毛。”《太素·经脉之一·经脉连环》曰：“一名丛毛。”

② 使：《太素·输穴·本输》曰：“气行曰使。”故周注引《素问·灵兰秘典论》语“使道闭塞”以说明之。使道，《读素问钞·藏象》曰：“神气行使之道。”《类经·藏象类·十二官》曰：“藏府相使之道。”可同参。

③ 腕：原作“宛”，据赵本及无名氏本改。

肾出于涌泉，涌泉者，足心也，为井木；溜于然谷，然谷，然骨之下者也，为荥；注于太溪，太溪，内踝之后，跟骨之上，陷者中也，为腧；行于复留，复留，上内踝二寸，动而不休，为经；入于阴谷，阴谷，辅骨之后，大筋之下，小筋之上者，按之应手，屈膝而得之，为合，足少阴经也（以上足之三阴也）。

膀胱出于至阴，至阴者，足小指之端也，为井金；溜于通谷，通谷，本节之前，外侧也，为荥；注于束骨，束骨，本节之后，陷者中也，为腧；过于京骨，京骨，足外侧大骨之下，为原；行于昆仑，昆仑，在外踝之后，跟骨之上，为经；入于委中，委中，腘中央，为合，委而取之，足太阳也。

胆出于窍阴，窍阴者，足小指次指之端也，为井金；溜于侠溪，侠溪，足小指次指之间也，为荥；注于临泣，临泣，上行一寸半，自侠溪直上，行一寸半也。陷者中也，为腧；过于丘墟，丘墟，外踝之前下，陷者中也，为原；行于阳辅，阳辅，外踝之上，辅骨之前。及绝骨之端也，为经；入于阳之陵泉，阳之陵泉，在膝外，陷者中也，为合，伸而得之，足少阳也。

胃出于厉兑，厉兑者，足大指次指之端[1]也，为井金；溜于内庭，内庭，次指外间也，为荥；注于陷谷，陷谷，

---

① 足大指次指之端：赵本及无名氏本“足大指”后均有“内”字，疑脱。

者上中指内间，中指内间，即次指外间，在两指之中，本节之后。且上云“次指外间”，下云“上行二寸”，正当以内庭起数，不当牵及中指，反使人无所审其处也。上行二寸，陷者中也，为腧；过于冲阳，冲阳，足跗上五寸，陷者中也，为原，摇足而得之；行于解溪，解溪，上冲阳一寸半，陷者中也，为经；入于下陵，下陵，膝下三寸，胻骨外，三里也，为合；复下三里三寸，为巨虚上廉，复下上廉三寸，为巨虚下廉也，大肠属上，小肠属下，足阳明胃脉也，大肠小肠皆属于胃，是足阳明也（以上足之三阳也）。

三焦者，上合手少阳，出于关冲，关冲者，手小指次指之端也，为井金；溜于液门，液门，小指次指之间也，为荥；注于中渚，中渚，本节之后，陷中者也[①]，为腧；过于阳池，阳池，在腕上，陷者中也，为原；行于支沟，支沟，上腕三寸，两骨之间，陷者中也，为经；入于天井，天井，在肘外大骨之上，陷者中也，为合，屈肘乃得之；三焦下腧，在于足太阳[②]之前，少阳之后，太阳，原作“大指”，考《邪气藏府病形》篇曰：三焦病者，候在足太阳之外大络[③]，在足太阳少阳之间。取委阳于大指何涉？出于腘中外廉，

① 陷中者也：赵本作“陷者中也”，当据此乙转。

② 太阳：赵本及无名氏本并作“大指”；《太素·输穴·本输》作“太阳”；《甲乙经·足太阳及股并阳跻六穴凡三十六穴》曰：“委阳，三焦下辅输也，在足太阳之前，少阳之后。”周氏校改为是。

③ 大络：即指太阳络，委阳也。

名曰委阳，是太阳络也，手少阳经也。三焦者足少阳太阴[①]之所将，太阳之别也，太阴之“阴”，原注“一本作‘阳’”，今寻本篇前后文义，非“阴”误“阳”，乃“太”误“少”也。少阴，肾也，三焦之气发于肾而通于胆，故曰将，将者，气化之相通相使也，以藏府之气言也。其经气别行于足太阳，故曰别，别者，经气之所分所注也。上踝五寸，别入贯腨肠，出于委阳，并太阳之正，入络膀胱约下焦，谓三焦下腧非有专脉，乃足少阳少阴之合气，以行于太阳之别络，上踝贯腨出委阳，遂并太阳之正经，入络膀胱约下焦也。实则闭癃，虚则遗溺，遗溺则补之，闭癃则泻之。

手太阳小肠者，上合于太阳，出于少泽，少泽，小指之端也，为井金；溜于前谷，前谷，在手外廉，本节前，陷者中也，为荥；注于后溪，后溪，在手外侧，本节之后也，为腧；过于腕骨，腕骨，在手外侧，腕骨之前，为原；行于阳谷，阳谷，在锐骨之下，陷者中也，为经；入于小海，小海，在肘内大骨之外，去端半寸，陷者中也，伸臂而得之，为合，手太阳经也。

大肠上合手阳明，出于商阳，商阳，大指次指之端，为井金；溜于本节之前二间，为荥；注于本节之后三间，为腧；过于合谷，合谷，在大指歧骨之间，为原；行于阳溪，阳溪，在两筋间，陷者中也，为经；入于曲池，在肘

① 少阳太阴：赵本及无名氏本“阴”字后并有夹注云：“一本作阳。”《黄帝内经灵枢注证发微》（以下简称《注证发微》）《灵枢识》俱认为当作“少阳太阳”。《类经·经络类·五藏五腧六府六腧》曰：“当作少阴太阳。”

外辅骨陷者中也，屈臂而得之，为合，手阳明也（以上手之三阳也）。

是谓五藏六府之腧（束上），五五二十五腧，六六三十六腧也。六府皆出足之三阳，上合于手者也（将手足三阳纽①一笔，文气便紧）。总释前文“上合”之义，即巨虚上廉、下廉及三焦下腧之事也。以上叙十二经之终始，而五藏所溜即在其中，是就各经直叙之。

缺盆之中，任脉也，名曰天突。一次任脉侧之动脉，足阳明也，名曰人迎。二次脉，手阳明也，名曰扶突。三次脉，手太阳也，名曰天窗。四次脉，足少阳也，名曰天容。五次脉，手少阳也，名曰天牖。六次脉，足太阳也，名曰天柱。七次脉，颈中央之脉，督脉也，名曰风府。腋内动脉，手太阴也，名曰天府。腋下三寸，手心主也，名曰天池。刺上关者，呿不能欠；刺下关者，欠不能呿。刺犊鼻者，屈不能伸；刺两关者，伸不能屈。以上叙络脉别处、阔数之度，是合各经而横排之。足阳明挟喉之动脉也，其腧在膺中。手阳明，次在其腧外，不至曲颊一寸。谓膺中稍外，上直于面，在不至曲颊一寸之前也。下文均如此说。手太阳，当曲颊。足少阳，在耳下，曲颊之后。手少阳，出耳后，上加完骨之上。足太阳，挟项大筋之中发际。阴尺动脉，在五里，五腧之禁也。以上叙五腧所留。肺合大肠，大肠者，传道之府。心合小肠，小肠者，受盛之府。肝合胆，胆

① 纽：结也，收束也。

者，中精之府。脾合胃，胃者，五谷之府。肾合膀胱，膀胱者，津液之府也。少阳①属肾，肾上连肺，故将两藏。“少阳”二字，前人皆以三焦为解，经固明言三焦属膀胱矣，但揆②此处上下文义，似当作“太阳”，并无深义，盖果指三焦，则少阳之上必有脱字，两藏之下必有一府也，明于文理者试详思之。“将”义见前节。三焦者，中渎之府也，水道出焉，属膀胱，是孤之府也。谓属膀胱而同合于肾，无专合之藏，故曰孤也。是六府之所与合者。以上叙六府之合，以下叙四时出入深浅之状。春取络脉诸荥大经分肉之间，甚者深取之，间者浅取之。夏取诸腧孙络肌肉皮肤之上。秋取诸合，余如春法。冬取诸井诸腧之分，欲深而留之。此四时之序，气之所处，病之所舍，藏之所宜也。转筋者，立而取之，可令遂已。痿厥者，张而刺之，可令立快也（与前篇结笔同调，微嫌与上文不接）。

《内经》此等文字，直是天造地设，其广大博厚，直是天无不覆，地无不载，非三代上不能作，非三代上之圣人不能作。读者须细玩其板处③、繁复处、接换处，再总观其大处、雄处，略无变化，却无处不变化，如汪洋大海，鱼龙百怪隐见出没于其中，而人莫能测也，又如青天无云，平沙万里，一望无际，不见邱壑，而人处其中，自觉气清神旺，浩然而百骸俱畅。

---

① 少阳：《太素·输穴·本输》《甲乙经·五脏六腑阴阳表里第三》并作“少阴”。

② 揆：揣度。《尔雅·释言》：“揆，度也。”

③ 板处：板，呆板。章法呆板不变。

此篇叙十二经气穴之所在，以明藏府之气相灌输也。

小针解第三 法人

所谓易陈者，易言也。难入者，难著于人也。粗守形者，守刺法也。上守神者，守人之血气有余不足可补泻也。神客者，正邪共会也。神者正气也，客者邪气也。在门者，邪循正气之所出入也。未睹其疾者，先知邪正何经之疾也。恶知其原者，先知何经之病，所取之处也。刺之微在数迟者，徐疾之意也。粗守关者，守四肢而不知血气正邪之往来也。上守机者，知守气也。机之动不离其空中者，知气之虚实，用针之徐疾也。空中之机清净以微者，针以得气，密意守气勿失也。其来不可逢者，气盛不可补也。其往不可追者，气虚不可泻也。不可挂以发者，言气易失也。扣之不发者，言不知补泻之意也，血气已尽，而气不下也。知其往来者，知气之逆顺盛虚也。要与之期者，知气之可取之时也。粗之暗者，冥冥不知气之微密也。妙哉工独有之者，尽知针意也。往者为逆者，言气之虚而小，小者逆也。来者为顺者，言形气之平，平者顺也。明知逆顺正行无问者，言知所取之处也。迎而夺之者，泻也。追而济之者，补也。所谓虚则实之者，气口虚而当补之也。满则泄之者，气口盛而当泻之也。宛陈则除之者，去血脉也。邪胜则虚之者，言诸经有盛者，皆泻其邪也。徐而疾则实者，言徐内而疾出也。疾而徐则虚者，言疾内而徐出也。言实与虚若有若无者，言实者有气，虚者无气也。察后与先若亡若存者，言气之虚实，补泻之先后也，察其气之已下与常存也。为虚与实若得若失者，言补则佖然若有得也，泻则怳然若有失也。夫气之在脉也邪气在上者，言邪气之中人也高，故邪气在上也。浊气在中者，言水谷皆入于胃，其精气上注于肺，浊溜于肠胃，言寒温不适，饮食不节，而病生于肠胃，故命曰浊气在中也。清气在下者，言清湿地气之中人也，必从足始，故曰清气在下也。针陷脉则邪气出者，起[①]之上。谓起其陷而使之上也。又疑“上”当作“止”，谓起之即止，无或过也。又《终始》篇有“取之上”之文，谓正取其陷脉之上也。三说难定，俟高明正之。针中脉则邪[②]气出者，取之阳明合也。针大深则邪气反沉者，言浅浮之病，不欲深刺也，深则邪气从之入，故曰反沉也。皮肉筋脉各有所处者，言经络各有所主也。取五脉者死，言病在中，气不足，但用针尽大泻其诸阴之脉也。取三阳之脉者，唯言尽泻三阳之气，令病人恇然不复也。夺阴者死，言取尺之五里，五往者也。夺阳者狂，正言也[③]（似有脱字）。“正”字疑当作“狂”。睹其色，察其目，知其散复，一其形，听其动静者，言上工知相五色于目，有知调尺寸小大缓急滑涩，以言所病也。知其邪正者，知

---

① 起：赵本及无名氏本并作“取”，义长。

② 邪：本书《九针十二原》篇作“浊”，赵本亦作“浊”，义长。

③ 正言也：《太素·九针之一·九针要解》无“也”字，杨上善注曰：“此为禁之正言。”

论虚邪与正邪之风也。右主推之，左持而御之者，言持针而出入也。气至而去之者，言补泻气调而去之也。调气在于终始一者，持心也。节之交三百六十五会者，络脉之渗灌诸节者也。

所谓五藏之气已绝于内者，脉口气内绝不至，反取其外之病处与阳经之合，有留针以致阳气，阳气至则内重竭，重竭则死矣。其死也，无气以动，故静。所谓（两“所谓”双峰对峙，与起笔相映）五藏之气已绝于外者，脉口气外绝不至，反取其四末之输，有留针以致其阴气，阴气至则阳气反入，入则逆，逆则死矣，其死也，阴气有余，故躁。所以察其目者（前已释矣，复推其理，以单笔结通篇，力破余地），五藏使五色循明，循，即“修”字。循明则声章，声章者，则言声与平生异也。此句文义与《六节藏象论》不同。

诠释之中夹以议论，笔仗①坚峭朴厚②，《尔雅》尚难抗行③，世必谓秦汉诸子为之，试取《吕氏春秋》《淮南子》诸篇及郑孔注疏读之，岂能望其肩背？

此篇释《九针十二原》之义也，可见古人口诵心维④、服膺不舍之意。

邪气藏府病形第四 法时

黄帝问于岐伯曰：邪气（点邪气，直起）之中人也奈何？

---

① 笔仗：书画诗文的风格。

② 坚峭朴厚：坚峭犹严峻。朴厚，淳朴厚实。

③ 抗行：抗衡。

④ 口诵心维：口里念诵，心里思考。

岐伯答曰：邪气之中人高也。黄帝曰：高下有度乎（直下）？岐伯曰：身半已上者（释“高”字），邪中之也；身半已下者（衬“高”字），湿中之也。故曰：邪之中人也，无有常，中于阴则溜于府，中于阳则溜于经（从身半以上分阴阳经府。一顿）。黄帝曰：阴之与阳也（轻轻推开，以曲其势），异名同类，上下相会，经络之相贯，如环无端。邪之中人，或中于阴，或中于阳，上下左右，无有恒常，其故何也？岐伯曰：诸阳之会，皆在于面（申叙[①]中阳之故），邪之[②]中人也，方乘虚时，及新用力，若饮食汗出腠[③]理开，而中于邪。中于面则下阳明，中于项则下太阳，中于颊则下少阳，其中于膺背两胁亦各下[④]其经（一顿）。黄帝曰：其中于阴奈何？岐伯答曰：中于阴者（申叙中阴之故），常从臂胻始。夫臂与胻，其阴皮薄，其肉淖泽，故俱受于风，独伤其阴（一顿）。黄帝曰：此故伤其藏乎（藏府分叙中间，作一停顿枢纽）？岐伯答曰：身之中于风也，不必动藏也。故邪入于阴经（随带申叙溜府之故），则藏气实，邪气入而不能客，故还之于府。故中阳则溜于经，中阴则溜于府（先缴清[⑤]前文，再入中藏，脱卸[⑥]有法）。黄帝曰：邪之中人藏，

---

① 申叙：详细说明。
② 邪之：赵本及无名氏本并无此二字。
③ 腠：原作“凑”，据赵本及无名氏本改。
④ 各下：赵本及无名氏本并作“中”，作“各下”是。
⑤ 缴清：交待完毕。
⑥ 脱卸：原意为摆脱，脱去，此指叙事转换。

奈何？岐伯曰：愁忧恐惧则伤心（申叙伤藏之故）。形寒寒饮则伤肺，以其两寒相感，中外皆伤，故气逆而上行。有所堕坠，恶血留内，有所大怒，气上而不下，积于胁下，则伤肝。有所击仆，若醉入房，汗出当风，则伤脾。有所用力举重，若入房过度，汗出浴水，则伤肾。黄帝曰：五藏之中风（疑上专言内伤也），奈何？岐伯曰：阴阳俱感，邪乃得往（言必内伤，邪乃能入）。黄帝曰：善哉（束住）。以上叙邪气藏府之义，是发明病之机也。阴阳藏府四项，本自板对[①]，而布局运笔，参差向背，变幻不测，却是风水相遭[②]，毫无造作，岂非至文。

黄帝问于岐伯曰：首面与身形也（接叙面不受邪之故，是余意也），属骨连筋同血合于气耳。天寒则裂地凌冰，其卒寒，或手足懈惰，然而其面不衣（句法曲折有致），何也？岐伯答曰：十二经脉，三百六十五络，其血气皆上于面而走空窍，其精阳气上走于目而为睛，其别气走于耳而为听，其宗气上出于鼻而为臭，其浊气出于胃，走唇舌而为味。其气之津液，皆上熏于面，而皮又厚，其肉坚，故大热[③]甚寒，不能胜之也。以上为前半篇，叙邪气藏府，正意余意俱到，下乃叙病形也。

---

① 板对：文章中呆板的对偶句。

② 风水相遭：遭，遇也。比喻自然流畅，不矫揉造作。论出宋·苏洵《仲兄字文甫说》："风行水上，涣，此亦天下之至文也。"

③ 大热：赵本作"天气"，无名氏本作"天热"，《甲乙经·病形脉诊第二》亦作"大热"。

黄帝曰：邪之中人；其病形（点病形）何如？岐伯曰：虚邪（跟定邪气，略叙病形大概）之中身也，洒淅动形。正邪之中人也微，先见于色，不知于身，若有若无，若亡若存，有形无形，莫知其情。黄帝曰：善哉（一顿）。此从邪气卸到病形，是全篇之中枢也。

黄帝问于岐伯曰：余闻之，见其色，知其病，命曰明；按其脉，知其病，命曰神；问其病，知其处，命曰工（提起色脉尺三项，为病形提纲）。余愿闻见而知之，按而得之，问而极之，为之奈何？岐伯答曰：夫色脉与尺（再唱醒）之相应也，如桴鼓影响之相应也，不得相失也，此亦本末根叶之出候也，故根死则叶枯矣。色脉形肉，不得相失也，故知一则为工，知二则为神，知三则神且明矣。此段提唱①色脉尺三项，为病形提纲，是后半篇之总冒，色脉尺三项平提，下文分叙却重在脉上。

黄帝曰：愿卒闻之。岐伯答曰：色青者其脉弦也（叙“色”字带定“脉”字），赤者其脉钩也，黄者其脉代也，白者其脉毛，黑者其脉石。见其色而不得其脉，反得其相胜之脉，则死矣；得其相生之脉，则病已矣。黄帝②曰：五藏之所生，变化之病形，何如？岐伯答曰：先定其五色五脉之应，其病乃可别也。此段叙“色”字带定“脉”字，五色

---

① 提唱：亦作“提倡”，佛教禅宗说法时唱说宗要之称，此处借用其义。

② 黄帝：此下赵本及无名氏本均有“问于岐伯”四字。

所主病形，只浑写一笔顿住。

黄帝曰：色脉已定，别之奈何（从色卸到尺）？岐伯曰：调其尺①之缓急小大滑涩，而病变定矣。“调”字重读。尺，原作“脉”，今寻上下文义改之，上云“色脉已定”，此处固当言“尺”，下文方不嫌突，且所谓“调”者，即合色脉以参之之谓也，故下文跟定“脉”字。黄帝曰：调之奈何？岐伯答曰：脉急者，尺之皮肤亦急（跟定“脉”字，叙“尺”）；脉缓者，尺之皮肤亦缓；脉小者，尺之皮肤亦减而少气；脉大者，尺之皮肤亦贲而起；脉滑者，尺之皮肤亦滑；脉涩者，尺之皮肤亦涩。凡此变者，有微有甚。故善调尺者，不待于寸，善调脉者，不待于色（将三项纽一笔，文气便紧）。能参合而行之者，可以为上工，上工十全九；行二者为中工，中工十全七；行一者为下工，下工十全六。此段跟定“脉”字叙“尺”字，尺肤所主病形，亦只用浑写顿住。以上色尺两项病形，俱用略笔，留于下文五脉发挥。

黄帝曰：请问脉“脉”字重读，是总承上六个“脉”字来。前人盖因此句，而将前文“尺”字妄改作“脉”字。之缓急小大滑涩之病形（以下畅叙脉之病形），何如？岐伯曰：臣请言五藏之病变也（一句挈起）。心脉急甚者，为瘛瘲；微急为心痛引背，食不下。缓甚为狂笑；微缓为伏梁，在心下，上

① 尺：赵本及无名氏本并作“脉”。

下行，时唾血。大甚[1]为喉吤；微大为心痹，引背，善泪出。小甚为善哕，微小为消瘅。滑甚为善渴；微滑为心疝引脐，小腹鸣。涩甚为喑；微涩为血溢，维厥，耳鸣颠疾。维厥，即肢厥也，四肢谓之四维。肺脉急甚为颠疾[2]；微急为肺寒热，怠惰，咳唾血，引腰背胸，若鼻息肉不通。缓甚为多汗；微缓为痿瘘偏风，头以下汗出不可止。大甚为胫肿；微大为肺痹，引胸背，起恶日光。小甚为泄，微小为消瘅。滑甚为息贲，上气；微滑为上下出血。涩甚为呕血；微涩为鼠瘘，在颈、支腋之间，下不胜其上，其应善酸矣。肝脉急甚，为恶言；微急为肥气，在胁下，若覆杯。缓甚为善呕，微缓为水瘕痹也。大甚为内痈，善呕，衄；微大为肝痹，阴缩，咳引小腹。小甚为多饮，微小为消瘅。滑甚为㿉疝，微滑为遗溺。涩甚为溢饮，微涩为瘛挛筋痹。脾脉急甚为瘛疭；微急为膈中，食饮入而还出，后沃沫。缓甚为痿疾[3]；微缓为风痿，四肢不用，心慧然若无病。此燥病也，燥极风生，内不濡心，外不濡筋也，心失所养，筋脉内弛，神明外散，其脉微弦而长，按之耎而薄带散，故曰微缓。大甚为击仆；微大为疝气，腹裹大，腹裹，肚囊也，作“裹”

---

① 大甚：本篇“大甚”赵本并作“太甚”，“大”与“太”通。《骈雅训纂·释名称》：“大与太通，古太字多不加点，如大极、大初、大空、大庙、大学之类，后人加点以别小大之大，遂分而为二矣。”

② 颠疾：赵本及无名氏本并作“癫疾”。“颠”通“癫”，《说文通训定声·坤部第十六》：颠假借为癫。

③ 痿疾：赵本及无名氏本并作“痿厥”。

误。脓血在肠胃之外。小甚为寒热，微小为消瘅。滑甚为㿗癃；微滑为虫毒蛔蝎，腹热。涩甚为肠溃[①]；微涩为内㿗，多下脓血。“溃”、“㿗”二字，《脉经》互易为是。肾脉急甚为骨癫疾；微急为沉厥，奔豚，足不收，不得前后。缓甚为折脊；微缓为洞，洞者食不化，下嗌还出。大甚为阴痿；微大为石水，起脐已下至小腹腄腄然，上至胃脘，死不治。小甚为洞泄，微小为消瘅。滑甚为癃㿗；微滑为骨痿，坐不能起，起则目无所见。涩甚为大痈；微涩为不月，沉痔。以上详叙六脉微甚之病，即补叙五色尺肤所主之病也。前叙色尺，笔势下趋如过脉[②]文字，接叙六脉，笔势即堂堂正大，是色尺必以脉为主也。五藏即暗承五色六变，微甚即隐赅[③]尺肤，读者须目光四射乃得。

黄帝曰：病之六变者，刺之奈何（接叙治法，以完上义）？岐伯答曰：诸急者多寒；缓者多热；大者多气少血；小者血气皆少；滑者阳气盛，微有热；涩者多血少气，微有寒（总束正文，即为治法探原，一笔两用）。是故刺急者（叙治法），深内而久留之。刺缓者，浅内而疾发针，以去其热。刺大者，微泻其气，无出其血。刺滑者，疾发针而浅内之，以泻其阳气，而去其热。刺涩者，必中其脉，随其逆

---

① 溃：赵本及无名氏本并作“㿗”，周注为是。

② 过脉：诗文中承前启后、贯通上下的句子。元·范梈《木天禁语》曰：“五言长古篇法：分段、过脉、回照、赞叹。”又曰：“过句名为血脉，引过次段。”

③ 隐赅：隐隐包括。

顺而久留之，必先按而循之，已发针，疾按其痏，无令其血出，以和其脉。诸小者，阴阳形气俱不足，勿取以针，而调以甘药也（一顿）。

黄帝曰：余闻五藏六府之气荥输所入为合（承上“刺”字，说到经穴，即从五藏卸到六府，风水相遭，自成文理），令何道从入，入安连过，愿闻其故。岐伯答曰：此阳脉之别，入于内，属于府者也（醒“府”字）。黄帝曰：荥输与合，各有名乎？岐伯答曰：荥输治外经，合治内府。黄帝曰：治内府奈何？岐伯曰：取之于合。黄帝曰：合各有名乎？岐伯答曰：胃合于三里，大肠合入于巨虚上廉，小肠合入于巨虚下廉，三焦合入于委阳，膀胱合入于委中央，胆合入于阳陵泉。黄帝曰：取之奈何？岐伯答曰：取之三里者，低跗取之；巨虚者，举足取之；委阳者，屈伸而索之；委中者，屈而取之；阳陵泉者，正竖膝，予之齐，下至至，直也。委阳之阳取之；谓坐而正竖其膝，折其胫，引线与膝后大筋相齐，又折而下直委阳之外，是穴也。取诸外经者，揄申[①]而从之。揄申，当作“揄伸”，《骨空论》注云：揄，摇也，谓或摇或伸而寻之也。

黄帝曰：愿闻六府之病（接叙六府病形）。前文说得天花乱缀，读者几忘其遗却六府矣，读至此乃愕然。岐伯答曰：面热者，足阳明病。鱼络血者，手阳明病。两跗之上，脉坚陷者，足阳明病，此胃脉也。大肠病者，肠中切痛，而鸣濯濯，

---

① 揄申：赵本及无名氏本并作“揄申”，作“揄申”是。

冬日重感于寒，即泄，当脐而痛，不能久立，与胃同候，取巨虚上廉。胃病者，腹䐜胀，胃脘当心而痛，上支两胁，膈咽不通，食饮不下，取之三里也。小肠病者，小腹痛，腰脊控睾而痛，时窘之后，窘迫于后阴也。当耳前热，若寒甚，若独肩上热甚，及手小指次指之间热，若脉陷者，此其候也，手太阳病也，取之巨虚下廉。三焦病者，腹气满，小腹尤坚，不得小便，窘急，溢则水，留则为胀，候在足太阳之外大络，大络在太阳少阳之间，亦见于脉，取委阳。膀胱病者，小腹偏肿而痛，以手按之，即欲小便而不得，肩上热，若脉陷，及足小指外廉及胫踝后皆热，若脉陷，取委中央。胆病者，善太息，口苦呕宿汁，心下澹澹，恐人将捕之，嗌中吤吤然数唾，在足少阳之本末，亦视其脉之陷下者灸之，其寒热者取阳陵泉。以上叙六府病形，逐段挽①入上节，钩连②有致。

黄帝曰：刺之有道乎（以刺法束本节，即束通篇）？岐伯答曰：刺此者必中气穴，无中肉节，中气穴则针染于巷，中肉节则皮肤痛。补泻反，则病益笃。中筋则筋缓，邪气不出（挽到邪气，在有意无意之间），与其真相搏，乱而不去，反还内著，用针不审，以顺为逆也（收句短而劲）。

前半叙邪气，后半叙病形，而各以藏府纬之，尤妙在前从府卸藏中用枢纽，后从藏卸府中用枢纽，中间从邪气卸病形中用枢纽，遂使

① 挽：引也。

② 钩连：勾通连接。

板局极活，令读者迷不知其本指之所在。

此篇叙邪气之伤有浅深与病形之各异也，初看似略无奇处，细读乃无处不奇，《灵枢》八十一篇布局之穿插变幻如此篇者，不过三四而已，讵可以平淡忽之。

卷　二

根结第五 法音

岐伯曰：天地相感，寒暖相移，阴阳之道（阴阳提纲），孰少孰多（四句总冒）。阴道偶，阳道奇（二句领下两排）。发于春夏，阴气少，阳气多，阴阳不调，何补何泻（一排）？发于秋冬，阳气少，阴气多，阴气盛而阳气衰，故茎叶枯槁，湿雨下归，《刺节真邪》曰："热则滋雨而在上，根荄少汁"，义正与此相证。阴阳相移，何泻何补（一排）？奇邪离经，不可胜数（轻轻一束），不知根结，五藏六府，折关败枢，开阖而走，阴阳大失，不可复取（反接，反点题，字带伏后文）。九针之玄，要在终始，故能知终始，一言而毕，不知终始，针道咸绝（入针法，用反正双笔，整饬①大方）。以上总括大意，是通篇之总冒也。

太阳（叙三阳之根结）根于至阴，结于命门，命门者目也。阳明根于厉兑，结于颡大，颡大者钳耳也。少阳根于窍阴，结于葱笼，葱笼者，耳中也。太阳为开，阳明为阖，少阳为枢（顿三句是本节之中枢也）。故开折则内②节渎

---

① 整饬（chì 赤）：整齐有序。

② 内：赵本、无名氏本及《太素·经脉之三·经脉根结》并作"肉"，作"肉"是。

而暴病起矣，故暴病者，取之太阳，视有余不足，渎者，皮肉宛膲而弱也。宛膲，音“郁焦”，蓄热也。阖折则气无所止息而痿疾起矣，故痿疾者，取之阳明，视有余不足，无所止息者，真气稽留，邪气居之也。枢折即骨繇而不安于地，故骨繇者，取之少阳，视有余不足，骨繇者，节缓而不收也，所谓骨繇者，摇故也，当穷其本也。

太阴（叙三阴之根结）根于隐白，结于太仓。少阴根于涌泉，结于廉泉。厥阴根于大敦，结于玉英，络于膻中。太阴为开，厥阴为阖，少阴为枢。故开折则仓廪无所输，膈洞，膈洞者取之太阴，视有余不足，故开折者气不足而生病也。阖折即气绝而喜悲，悲者取之厥阴，视有余不足。枢折则脉有所结而不通，不通者取之少阴，视有余不足，有结者皆取之不足。以上根结之事毕矣，下乃推论阴阳多少之事。

足太阳根于至阴（叙阴阳之多少），溜于京骨，注于昆仑，入于天柱飞扬也。足少阳根于窍阴，溜于丘墟，注于阳辅，入于天容光明也。足阳明根于厉兑，溜于冲阳，注于下陵，入于人迎丰隆也。手太阳根于少泽，溜于阳谷，注于少海，入于天窗支正也。手少阳根于关冲，溜于阳池，注于支沟，入于天牖外关也。手阳明根于商阳，溜于合谷，注于阳溪，入于扶突偏历也。此所谓十二经者，盛络皆当取之。此节叙三阳之盛络，是阳多之极致也。

一日一夜五十营，以营五藏之精，不应数者，名曰狂生（突起）。所谓五十营者，五藏皆受气。持其脉口，数其至也，五十动而不一代者，五藏皆受气；四十动一代者，一藏无气；三十动一代者，二藏无气；二十动一代者，三藏无气；十动一代者，四藏无气；不满十动一代者，五藏无气，予之短期，要在终始。所谓五十动而不一代者，以为常也，以知五藏之气[①]。予之短期者，乍数乍疏也。此节叙五藏之无气，是阴少之极致也。二节固是分叙阴阳多少，而上节每条承前节"根"字，此节以五十营承上十二经，草蛇灰线[②]，钩连有致。

黄帝曰：逆顺五体者（叙形气之有余不足，是从阴阳多少卸到补泻之中枢也），言人骨节之小大，肉之坚脆，皮之厚薄，血之清浊，气之滑涩，脉之长短，血之多少，经络之数，余已知之矣，此皆布衣匹夫之士也。夫王公大人血食之君，身体柔脆，肌肉软弱，血气慓悍滑利，其刺之徐疾浅深多少，可得同之乎？岐伯答曰：膏粱菽藿[③]之味，何可同也。气滑即出疾，气涩则出迟，气悍则针小而入浅，气涩则针大而入深，深则欲留，浅则欲疾。以此观之，刺布衣者深以留之，刺大人者微以徐之，此皆因气之慓悍滑利也。此节言膏粱菽藿之治不同者，是为形气有余不足立影也。

---

① 气：无名氏本作"期"。

② 草蛇灰线：语出明·金圣叹《读第五才子书法》。比喻诗文的脉络如同草中之蛇，灰里之线，似断似续，形断实续。此指二节叙十二经之根、十二经之五十营与前文十二经根结隐相呼应。

③ 菽藿（shūhuò 叔霍）：豆和豆叶，此指代食用粗劣杂粮的百姓。

黄帝曰：形气之逆顺奈何？岐伯曰：形气不足，病气有余（叙补泻之法），是邪胜也，急泻之。形气有余，病气不足，急补之。形气不足，病气不足，此阴阳气俱不足也，不可刺之，刺之则重不足，重不足则阴阳俱竭，血气皆尽，五藏空虚，筋骨髓枯，老者绝灭，壮者不复矣。形气有余，病气有余，此谓阴阳俱有余也，急泻其邪，调其虚实。故曰有余者泻之，不足者补之，此之谓也（轻束上文，以上用正笔，以下用反笔）。故曰刺不知逆顺，真邪相搏（反接，笔便不平）。满而补之，则阴阳四溢，肠胃充郭，肝肺内䐜，阴阳相错。虚而泻之，则经脉空虚，血气竭枯，肠胃㒤辟，皮肤薄著，毛腠夭[①]膲，予之死期。故曰用针之要，在于知调阴与阳，调阴与阳，精气乃光，合形与气，使神内藏（折入正面收束本节）。故曰上工平气，中工乱脉，下工绝气危生。故曰下工不可不慎也（先轻轻顿住）。必审五藏变化之病，五脉之应，经络之实虚，皮之柔粗，而后取之也（从补泻绕回篇首，包扫一切，结束通篇）。

以阴阳为纲领，以补泻为注脚，前半重发阴阳，后半重发补泻，如两大比[②]文式中间加一枢纽，与前后文似不相续，深得事外闲情，通体笔亦坚老，不蔓不支[③]。

---

① 夭：原作“天”，据赵本及无名氏本改。

② 大比：八股文一般分破题、承题、起讲、提比、小比、中比、后比、收结八部分，中比与后比为全篇重心所在，故称大比。

③ 不蔓不支：比喻无冗词赘句。

寿夭刚柔第六 法律

黄帝问于少师曰：余闻人之生也，有刚有柔，有弱有强，有短有长，有阴有阳，愿闻其方。少师答曰：阴中有阴，阳中有阳，审知阴阳，刺之有方，得病所始，刺之有理，谨度病端，与时相应，内合于五藏六府，外合于筋骨皮肤。是故内有阴阳，外亦有阴阳。在内者，五藏为阴，六府为阳；在外者，筋骨为阴，皮肤为阳（爽若列楣）。故曰病在阴之阴者，刺阴之荥输；病在阳之阳者，刺阳之合；病在阳之阴者，刺阴之经；病在阴之阳者，刺络脉。故曰病在阳者，命曰风；病在阴者，命曰痹[①]；阴阳俱病，命曰风痹。病有形而不痛者，阳之类也；无形而痛者，阴之类也。无形而痛者，其阳完而阴伤之也，急治其阴无攻其阳；有形而不痛者，其阴完而阳伤之也，急治其阳无攻其阴（趼起[②]）。阴阳俱动，乍有形，乍无形，加以烦心，命曰阴胜其阳，此谓不表不里，其形不久。

黄帝问于伯高曰：余闻形气，病之先后，外内之应，奈何？伯高答曰：风寒伤形，忧恐忿怒伤气。气伤藏，乃病藏；寒伤形，乃应形；风伤筋脉，筋脉乃应。此形气外内之相应也。黄帝曰：刺之奈何？伯高答曰：病九日者，三刺而已。病一月者，十刺而已。多少远近，以此衰之。

① 痹：此后赵本及无名氏本并有"病"字。

② 趼起：前文阴阳风痹，皆为铺设，趼至形气，方点题起论。

久痹不去身者，视其血脉[1]，尽出其血。黄帝曰：外内之病，难易之治，奈何？伯高答曰：形先病而未入藏者，刺之半其日；藏先病而形乃应者，刺之倍其日。此外内难易之应也。

（以下当别为一篇）黄帝问于伯高曰：余闻形有缓急，气有盛衰，骨有大小，肉有坚脆，皮有厚薄，其以立寿夭，奈何？伯高曰：形与气相任则寿，不相任则夭。皮与肉相果则寿，不相果则夭。血气经络胜形则寿，不胜形则夭。黄帝曰：何谓形之缓急？伯高答曰：形充而皮肤缓者则寿，形充而皮肤急者则夭。形充而脉坚大者顺也，形充而脉小以弱者气衰，衰则危矣。若形充而颧不起者骨小，骨小而[2]夭矣。形充而大肉䐃坚而有分者，肉坚，肉坚则寿矣；形充而大肉无分理不坚者，肉脆，肉脆则夭矣。此天之生命，所以立形定气而视寿夭者。必明乎此，立形定气，而后以临病人，决死生。黄帝曰：余闻寿夭，无以度之。伯高答曰：墙基卑高，不及其地者，不满三十而死，其有因加疾者，不及二十而死也。黄帝曰：形气之相胜，以立寿夭奈何？伯高答曰：平人而气胜形者寿；病而形肉脱，气胜形者死，形胜气者危矣。

黄帝曰：余闻刺有三变，何谓三变？伯高曰：有刺营者，有刺卫者，有刺寒痹之留经者。黄帝曰：刺三变者奈

---

① 脉：赵本及无名氏本并作“络”。

② 而：赵本及无名氏本并作“则”，作“则”是。

何？伯高答曰：刺营者出血，刺卫者出气，刺寒痹者内热。黄帝曰：营卫寒痹之为病奈何？伯高答曰：营之生病也，寒热少气，血上下行。卫之生病也，气痛[①]，时来时去，怫忾贲响，风寒客于肠胃之中。寒痹之为病也，留而不去，时痛而皮不仁。黄帝曰：刺寒痹内热奈何？伯高答曰：刺布衣者，以火焠之。刺大人者，以药熨之。黄帝曰：药熨奈何？伯高答曰：用淳酒二十斤[②]，蜀椒一升，干姜一斤，桂心一斤，凡四种，皆㕮咀，渍酒中。用绵絮一斤，细白布四丈，并内酒中。置酒马矢煴中，盖封涂，勿使泄。五日五夜，出布绵絮，曝干之，干复渍，以尽其汁。每渍，必晬[③]其日，乃出干。干，并用滓与绵絮，复布为复巾，长六七尺为六七巾。则用之，生桑炭炙巾，以熨寒痹所刺之处，令热入至于病所，寒复炙巾以熨之，三十遍而止。汗出，以巾拭身，亦三十遍。止，起步内中，无见风。每刺，必熨，如此，病已矣，此所谓内热也。

通篇以风痹立论，苦无条理层次，其接缝斗笋[④]之处，亦无意义可寻，不得以文法求之矣，而事理自为学人所宜究。

官针第七 法星

凡刺之要，官针最妙（直起）。九针之宜，各有所为，

---

① 痛：原作“通”，据赵本及无名氏本改。

② 斤：赵本及《太素·九针第二·三变刺》并作“升”。

③ 晬：《太素·九针第二·三变刺》曰：“晬，祖类反，一日周时也。”

④ 斗笋：原指连接和拼合榫头，此比喻文章的情节连接处。

长短大小，各有所施也（总冒全篇，高挹群言①），不得其用，病弗能移（反二句，略顿，有力）。疾浅针深（分叙大意），内伤良肉，皮肤为痈；病深针浅，病气不泻，支为大脓；病小针大，气泻太甚，疾必为害；病大针小，气不泻泄，亦复为败。失针之宜，大者泻，小者不移，已言其过，请言其所施。以上总括大意，以下分叙其事。

病在皮肤，无常处者，取以镵针于病所，肤白，勿取。病在分肉间，取以员针于病所。病在经络痼痹者，取以锋针。病在脉，气少，当补之者，取之鍉针于井荥分输。病为大脓者，取以铍针。病痹气暴发者，取以员利针。病痹气痛而不去者，取以毫针。病在中者，取以长针。病水肿不能通关节者，取以大针。病在五藏固居者，取以锋针，泻于井荥分输，取以四时。此节分叙各病所宜用之法。

凡刺有九，以②应九变。以，原作“日”，误，古字相近。一曰输刺，输刺者，刺诸经荥输藏腧也。二曰远道刺，远道刺者，病在上，取之下，刺府腧也。三曰经刺，经刺者，刺大经之结络经分也。四曰络刺，络刺者，刺小络之血脉也。五曰分刺，分刺者，刺分肉之间也。六曰大泻刺，大泻刺者，刺大脓以铍针也。七曰毛刺，毛刺者，刺浮痹皮肤也。八曰巨刺，巨刺者，左取右，右取左。九曰

---

① 高挹群言：挹，取也。总括各家著述，此指本句概述了九针的形用。语出唐·韩愈《送穷文》：“其次名曰学穷，傲数与名，摘抉杳微，高挹群言，执神之机。”

② 以：赵本及无名氏本并作“日”，周氏改之，义长。

焠刺，焠刺者，刺燔针，则取痹也。此节分叙各法所主治之病。

凡刺有十二节，以应十二经。一曰偶刺，偶刺者，以手直心若背，直痛所，一刺前，一刺后，以治心痹，刺此者，傍针之也。二曰报刺，报刺者，刺痛无常处也，上下行者，四字是诠释痛无常处也，经文每多如此。直内，无拔针，以左手随病所按之，乃出针，复刺之也。三曰恢刺，恢刺，直刺傍之，举之，前后恢筋急，以治筋痹也。四曰齐刺，齐刺者，直入一，傍入二，以治寒气小深者。或曰三刺，三刺者，治痹气小深者也。五曰扬刺，《长刺节论》作"阴刺"，《甲乙经》作"阳刺"。扬刺者，正内一，傍内四，而浮之，以治寒气之博大者也。六曰直针刺，直针刺者，引皮乃刺之，以治寒气之浅者也。七曰输刺，输刺者，直入直出，稀发针而深之，以治气盛而热者也。八曰短刺，短刺者，刺骨痹，稍摇而深之，致针骨所，以上下摩骨也。九曰浮刺，浮刺者，傍入而浮之，以治肌急而寒者也。十曰阴刺，阴刺者，左右率刺之，以治寒厥，中寒厥，足踝后，少阴也。言阴刺以治寒厥，为中寒也。足踝后少阴，是申言寒厥专刺踝后太溪也。十一曰傍针刺，傍针刺者，直刺傍刺各一，以治留痹久居者也。十二曰赞刺，赞刺者，直入直出，数发针而浅之，出血，是谓治痈肿也。此节叙刺法之外应十二经，并用针之手法也。

脉之所居深不见者，刺之微内针而久留之，以致其空脉气也。脉浅者勿刺，按绝其脉，乃刺之，无令精出，独出其邪气耳。所谓三刺则谷气出者，先浅刺，绝皮以出阳邪；再刺则阴邪出者，少益深，绝皮致肌肉，未入分肉间也；已入分肉之间，则谷气出。故刺法曰：始刺浅之，以逐邪气而来血气；后刺深之，以致阴气之邪；最后刺极深之，以下谷气，此之谓也（插叙刺法浅深之宜，束上领下，仰承俯注，一篇波澜之最胜也）。故用针者，不知年之所加，气之盛衰，虚实之所起，不可以为工也。此节叙刺法浅深之宜，是统释五藏十二节浅深手法之大义也，不作通篇之结束，而作中间之枢纽，是篇法之变幻。

凡刺有五，以应五藏。一曰半刺，半刺者，浅内而疾发针，无针伤肉，如拔毛状，取皮气①，此肺之应也。二曰豹文刺，豹文刺者，前后左右针之，中脉为故，以取经络之血者，此心之应也。三曰关刺，关刺者，直刺，左右，尽筋上，谓直刺又左右之，其深尽筋上也。以取筋痹，慎无出血，此肝之应也，或曰渊刺，一曰岂刺。四曰合谷刺，合谷刺者，左右鸡足，针于分肉之间，以取肌痹，此脾之应也。五曰输刺，输刺者，直入直出，深内之至骨，以取骨痹，此肾之应也（径住，大方）。此节叙刺法之内应五藏并用针之手法也。

平铺直叙，条理井然，首节从反面浑写大意，笼罩全篇，次节叙九针功用，为下文安根，下三节畅发用针手法，夹叙夹议，不必互相

---

① 取皮气：赵本及无名氏本“取”前并有“以”字。

照顾，而自成文理。

此篇叙用针之手法也，重刺字不重针字，故第四节特详浅深之义。

本神第八 法风

黄帝问于岐伯曰：凡刺之法，先必本于神（点题）。血脉营气精神，此五藏之所藏也（提五藏），至其淫泆，离藏则精失，魂魄飞扬，志意恍乱，智虑去身者，何因而然乎？天之罪与？人之过乎？何谓德气生精神魂魄心意志思智虑（次提各条目，挈起全篇）？请问其故。以上用淡笔，以统冒全篇大意。

岐伯答曰：天之在我者德也（从源头说入，天骨开张①，高唱入云，句句力争上游），地之在我者气也，德流气薄而生者也。流，充溢也。薄，鼓舞也。故生之来谓之精，两精相搏谓之神，随神往来者谓之魂，并精而出入者谓之魄，所以任物者谓之心，心有所忆谓之意，意之所存谓之志，因志而存变谓之思，因思而远慕谓之虑，因虑而处物谓之智（顿住）。故智者（挺接）之养生也，必顺四时而适寒暑（先正叙以束上文），和喜怒而安居处，节阴阳而调刚柔，如是则邪僻不至，长生久视（顿住）。是故（反接）怵惕思虑者则伤神（次反叙以领下文），神伤则恐惧流淫而不止。因悲哀动中者，竭绝而失生。喜乐者，神惮散而不藏。愁忧者，

① 天骨开张：天骨，喻诗文的风骨。开张，展开。

气闭塞而不行。盛怒者，迷惑而不治。恐惧者，神荡惮而不收（顿住）。此节凡三段，源流俱备，云垂海立[①]，气象万千，是通篇之上游精神结聚之处也。

心怵惕思虑则伤神（紧顶分叙），神伤则恐惧自失，破䐃脱肉，毛悴色夭，死于冬。脾忧愁[②]而不解则伤意，意伤则悗乱，四支不举，毛悴色夭，死于春。肝悲哀动中则伤魂，魂伤则狂忘不精，不精则不敢正当人[③]，阴缩而挛筋，两胁骨不举，毛悴色夭，死于秋。肺喜乐无极则伤魄，伤魄则狂，狂者意不存人，皮革焦，毛悴色夭，死于夏。肾盛怒而不止则伤志，志伤则喜忘其前言，腰脊不可以俯仰屈伸，毛悴色夭，死于季夏。恐惧而不解则伤精，精伤则骨酸痿厥，精时自下。是故五藏主藏精者也，不可伤，伤则失守而阴虚，阴虚则无气，无气则死矣（束上文，重写“精”、“气”二字，以映本题“神”字）。是故用针者察观病人之态，以知精神魂魄之存亡，得失之意，五者以伤（重醒“伤”字，激起虚实），针不可以治之也。此节接论五藏之伤而不可治者。

肝藏血（突接），血舍魂[④]（仍以魂魄神意志钩连上节），肝

---

① 云垂海立：高云落下，海水陡立，此指文辞雄伟。典出唐·杜甫《朝献太清宫赋》：“九天之云下垂，四海之水皆立。”

② 忧愁：赵本及无名氏本并作“愁忧”，乙转当是。

③ 不精则不敢正当人：赵本及无名氏本并无“敢”字，《太素·藏府之一》无“不精则”三字，《灵枢讲义》引证《千金》《外台》并作“不敢正当人”，认为当从之，是。

④ 魂：原作“魄”，据赵本及无名氏本改。

气虚则恐，实则怒。脾藏营，营舍意，脾气虚则四肢不用，五藏不安，实则腹胀，经溲不利。心藏脉，脉舍神，心气虚则悲，实则笑不休。肺藏气，气舍魄，肺气虚则鼻塞不利，少气，实则喘喝，胸盈仰息。肾藏精，精舍志，肾气虚则厥，实则胀，五藏不安。必审五藏之病形，以知其气之虚实，谨而调之也（束上文，手写本节，眼射前节，言未伤而有虚实者，当谨调而安之）。此节接论五藏之虚实而宜调者。

以“神”字为主，以五藏为骨，以“伤”字、“虚”、“实”字为次第，从源头说起，层递而下，浩然沛然之中，铸词仍自精湛，非惟才大，实由理熟，是极正大光明文字。

此篇言五藏之神不可伤，伤之者其死各有期，其神未伤而气有虚实者，可审而调之也。

终始第九 法野

凡刺之道，毕于终始（点题），明知终始，五藏为纪四字似衍。阴阳（提阴阳）定矣。阴者主藏，阳者主府，阳受气（提“气”字）于四末，阴受气于五藏，故泻者迎之，补者随之（提补泻），知迎知随，气可令和（略顿）。和气之方，必通阴阳，五藏为阴，六府为阳，先从阴阳藏府说到气，复从气说到阴阳藏府，小小段落用笔亦有往复回环之致。传之后世，以血为盟，敬之者昌，慢之者亡，无道行私，必得天殃，谨奉天道，请言终始。以上叙阴阳补泻大意，总冒通篇。

终始者（挺起），经脉为纪，持其脉口人迎，以知阴阳，有余不足，平与不平，天道毕矣（提清头绪）。所谓平人者，不病，不病者，脉口人迎应四时也，上下相应而俱往来也，六经之脉不结动也，本末之寒温之相守司也，形肉血气必相称也，是谓平人（顿住）。少气者（接叙不平之不足者，从上文一气贯注，笔底如烟云离合，舒卷自如），脉口人迎俱小①而不称尺寸也。如是者，则阴阳俱不足，补阳则阴竭，泻阴则阳脱。如是者，可将以甘药（随手带叙治法），不可饮以至剂。如此者弗灸。据此是古法固以灸为补也。不已者，因而泻之，则五藏气坏矣（顿住）。此节凡三段，总叙平与不平一段，分叙平字一段，不足一段，而以有余一层留于下文发挥，支对参差②，详略互出，极篇法之变幻。少气者一段，前半句法与上段起处作对待，后半句法与下节收处作对待。

人迎一盛（接叙不平之有余者，抱定人迎脉口，纯用排比，硬语盘空③，读之使人气旺），病在足少阳，一盛而躁，病在手少阳。人迎二盛，病在足太阳，二盛而躁，病在手太阳。人迎三盛，病在足阳明，三盛而躁，病在手阳明。人迎四盛，且大且数，名曰溢阳，溢阳为外格。脉口一盛，病在足厥阴，厥阴一盛而躁，在手心主。脉口二盛，病在足少阴，二盛而躁，在手少阴。脉口三盛，病在足太阴，三盛而躁，在手太阴。脉口四盛，且大且数者，名曰溢阴，溢

① 小：赵本及无名氏本并作“少”，作“小”义长。

② 支对参差：回答有详有略不齐整。

③ 硬语盘空：盘空，盘亘天空。形容语句刚劲有力。语出韩愈《荐士》：“横空盘硬语，妥贴力排奡。”

阴为内关，内关不通，死不治。人迎与太阴脉口俱盛（总叙一笔），四倍以上，命曰关格，关格者，与之短期（顿住）。

人迎一盛，泻足少阳（接叙有余治法），而补足厥阴，二泻一补，日一取之，必切而验之，疏取之上，上，指所验之病脉上也。气和（缴到气和①）乃止。人迎二盛，泻足太阳，而补足少阴，二泻一补，二日一取之，必切而验之，疏取之上，气和乃止。人迎三盛，泻足阳明，而补足太阴，二泻一补，日二取之，必切而验之，疏取之上，气和乃止。脉口一盛，泻足厥阴，而补足少阳，二泻一补②，日一取之，必切而验之，疏取之上，气和乃止。脉口二盛，泻足少阴，而补足太阳，二补一泻，二日一取之，必切而验之，疏取之上，气和乃止。脉口三盛，泻足太阴，而补足阳明，二补一泻，日二取之，必切而验之，疏取之上，气和乃止。所以日二取之者，阳明③主胃，大富于谷气，故可日二取之也（横插一笔）。人迎与脉口俱盛，四倍④已上，命曰阴阳俱溢（句法遥与前不足节对待），如是者不开，据此是古法固以刺为泻也。则血脉闭塞，气无所行，流淫于中，五

---

① 缴到气和：缴，绕也。此指回绕呼应篇首“气可令和”四字。

② 二泻一补：赵本及无名氏本并作“二补一泻”，义长。

③ 阳明：赵本及无名氏本并作“太阳”，《太素·诊候之一·人迎脉口诊》《甲乙经·针道终始第五》并作“太阴”。作“阳明”义长。

④ 四倍：赵本及无名氏本并作“三倍”。前文言人迎四盛曰溢阳、脉口四盛曰溢阴，阴阳俱溢，人迎脉口当俱盛四倍为是。

藏内伤。如此者[①]，则变易而为他病矣（收住本节）。此节叙有余，将病与治法分作两截写，上节则平与不足两项连写，详略悬殊，无理而有趣，盖凡事之对待而头绪多寡不同者，均可用此体例也。

凡刺之道，气调而止（总承上诸"气和而止"句，唱起），补阴泻阳，音气益彰，耳目聪明，反此者，血气不行。此下当接"邪气来也紧而疾"至"其脉皆实"，下再当接"凡刺之属，三刺至谷气"。所谓气（跟"气"字，挺起）至而有效者，泻则益虚，虚者脉大如其故，而不坚也，坚如其故者，适虽言故[②]，"故"字疑误。病未去也（笔笔生动）。补则益实，实者脉大如其故，而益坚也，大如其故而不坚者，适虽言快，病未去也。故补则实，泻则虚，痛虽不随针，病必衰去。必先通十二经脉之所生病（回顾经脉一笔，笔有余妍），而后可得传于终始矣。故阴阳不相移，虚实不相倾，取之其经。以下当接"阴盛而阳虚"，文义相属也。

凡刺之属，三刺至谷气，邪僻妄合，阴阳易居，逆顺相反，沉浮异处，四时不得，稽留淫泆，须针而去。故一刺则阳邪出，再刺则阴邪出，三刺则谷气至，谷气至而止。所谓谷气至者，已补而实，已泻而虚，故以知谷气至也。邪气独去者，阴与阳未能调，而病知愈也。故曰补则实，泻则虚，痛虽不随针，病必衰去矣。此下当接"所谓气

---

① 如此者：此后赵本及无名氏本并有"因而灸之"四字，疑脱。

② 适虽言故：故，《太素·诊候之一·人迎脉口诊》作"快"。《注证发微》曰："适才虽言病去复旧。"《灵枢讲义》曰："作快者，义尤明了。"

至而有效者”，正申释此段之义也。

阴盛而阳虚，先补其阳，后泻其阴而和之。阴虚而阳盛，先补其阴，后泻其阳而和之。此下当接“故曰从腰以上者”。

（以下文义更倒乱失次，僭为①复位如下）三脉动于足大指之间，必审其实虚。虚而泻之，是谓重虚，重虚病益甚。凡刺此者，以指按之，脉动而实且疾者，疾泻之，虚而徐者，则补之，反此者，病益甚。其动也，阳明在上，厥阴在中，少阴在下。自“三脉动于足大指之间”至“重虚病益甚”，当在此下。膺腧中膺，背腧中背。肩膊虚者，取之上。重舌，刺舌柱，以铍针也。手屈而不伸者，其病在筋，伸而不屈者，其病在骨，在骨守骨，在筋守筋。补须“补须”二字，疑有脱误，下文所叙乃一人之病虚实互见而各据于一偏者，非可以“补”字统之也。一方实，深取之，稀按其痏，以极出其邪气；一方虚，浅刺之，以养其脉，疾按其痏，无使邪气得入。自“凡刺此者”至此，当在后“一刺阳也”之下。邪气来也紧而疾，谷气来也徐而和。脉实者，深刺之，以泄其气；脉虚者，浅刺之，使精气无得出，以养其脉，独出其邪气。刺诸痛者，其脉皆实。自“邪气来也”至此，当在前“反此者血气不行”之下。自“三脉动于足大指之间”至此，皆前后文错简，今各分移前后。擅易经文，非徒论文，亦欲明理也，读者谅之。

---

① 僭为：超越身份所为。

故曰从腰以上者（紧跟阴阳补泻，而叙其事也），手太阴阳明皆主之；从腰以下者，足太阴阳明皆主之。病在上者下取之，病在下者高取之，病在头者取之足，病在腰①者取之腘。病生于头者头重，生于手者臂重，生于足者足重，治病者先刺其病所从生者也。春气在毛，夏气在皮肤，秋气在分肉，冬气在筋骨，刺此病者，各以其时为齐。故刺肥人者，以秋冬之齐；刺瘦人者，以春夏之齐。病痛者阴也，痛而以手按之不得者阴也，深刺之。病在上者阳也，病在下者阴也。痒者阳也，浅刺之。病先起阴者，先治其阴，而后治其阳；病先起阳者，先治其阳，而后治其阴。刺热厥者，留针反为寒；刺寒厥者，留针反为热。刺热厥者，二阴一阳；刺寒厥者，二阳一阴。所谓二阴者，二刺阴也；一阳者，一刺阳也。前文“凡刺此者”至“少阴在下”，再自“三脉动于足大指之间”至“重虚病益甚”，再自“膺腧中膺”至“无使邪气得入”，当依次移置于此。久病者，邪气入深，刺此病者，深内而久留之，间日而复刺之，必先调其左右，去其血脉，刺道毕矣。自“凡刺之道气调而止”至此，新订次序，当分两节。上节从“凡刺之道”至“可得传于终始矣”，是重发“气”字；下节从“故阴阳不相移”至此，是重发阴阳补泻之事也。

凡刺之法，必察其形气，形肉未脱，少气而脉又躁，躁厥者必为缪刺之，散气可收，聚气可布（通篇只注重“气”

① 腰：赵本作“足”。

字)。深居静处，占神往来，闭户塞牖，魂魄不散，精气之分，专意一神[①]，毋闻人声，以收其精，必一其神，令志在针，浅而留之，微而浮之，以移其神，气至乃休。男内女外，坚拒勿出，谨守勿内，是谓得气（点醒得气）。

凡刺之禁：新内勿刺，新刺勿内。已醉勿刺，已刺勿醉。新怒勿刺，已刺勿怒。新劳勿刺，已刺勿劳。已饱勿刺，已刺勿饱。已饥勿刺，已刺勿饥。已渴勿刺，已刺勿渴。大惊大恐，必定其气乃刺之。乘车来者，卧而休之，如食顷，乃刺之。出行来者，坐而休之，如行十里顷，乃刺之。凡此十二禁者，其脉乱气散，逆其营卫，经气不次，因而刺之，则阳病入于阴，阴病出为阳，则邪气复生，粗工勿察，是谓伐身，形体淫泆，乃消脑髓，津液不化，脱其五味，是谓失气也（点醒失气）。

太阳之脉其终也（跟失气说下，推其极也），戴眼，反折瘛瘲，其色白绝，皮乃绝汗，绝汗则终矣。少阳终者，耳聋，百节尽纵，目系绝，目系绝，一日半则死矣，其死也，色青白乃死。阳明终者，口目动作，喜惊，妄言，色黄，其上下之经，盛而不行，则终矣。少阴终者，面黑，齿长而垢，腹胀闭塞，上下不通，而终矣。厥阴终者，中热，嗌干，喜溺，心烦甚，则舌卷卵上缩，而终矣。太阴终者，腹胀，闭不得息，气噫，善呕，呕则逆，逆则面

① 精气之分，专意一神：赵本及无名氏本并作“专意一神，精气之分”。

赤，不逆则上下不通，上下不通，则面黑皮毛憔，而终矣（六排整齐，收局堂皇）。

以经气终始为纲，以虚实补泻为纬。前叙经脉阴阳之气，虚实之诊，随手拖到治法；中间即接叙刺法，处处跟定“气”字；后分叙得气、失气两段，是从补泻推出；末叙六经终证，近承失气，远映关格，有神龙掉尾①之势。通篇看似散乱不续，无意为文，而局阵自工，其训词之深厚，每读一句，即令人涵味不尽，以炼字精也。

篇中有意绪②不相承接者，略依事理重订而分注之，以待高明之指正。

---

① 掉尾：摇尾。语出《淮南子·精神训》：“我受命于天……视龙犹蝘蜓，颜色不变，龙乃弭耳掉尾而逃。”

② 意绪：犹思路。

卷　三

经脉第十

雷公问于黄帝曰：禁脉之言，经有《禁服》篇，所叙皆脉事，疑彼处“服”字误。有谓“脉”字误者，恐未必然。凡刺之理，经脉为始（引成语①起），营其所行，制其度量，内次五藏，外别六府（理清题骨②），愿尽闻其道。黄帝曰：人始生（从源头远远说入），先成精，精成而脑髓生，骨为干，脉为营，筋为刚，肉为墙，皮肤坚而毛发长，谷入于胃，脉（到题）道以通，血气乃行。雷公曰：愿卒闻经脉（点题）之始生。黄帝曰：经脉者，所以能决死生，处百病，调虚实，不可不通（提唱，笼罩全篇，字字皆与下文相呼应）。

肺手太阴之脉（分叙。十二节摹绘入微，曲折毕现，无一剩字懦词，岂非神笔），起于中焦，下络大肠，还循胃口，上膈，属肺，从肺系横出腋下，下循臑内，行少阴心主之前，下肘中，循臂内上骨下廉，入寸口，上鱼，循鱼际，出大指之端；其支者，从腕后，直入③次指内廉，出其端。

---

① 成语：习用的古语，此指《灵枢·禁服》原文。

② 题骨：题，篇题，经脉也。骨，文辞之体干。指本句为通篇论述之体干。

③ 入：赵本及无名氏本并作“出”。

是动则病（应百病），肺胀满膨膨，而喘咳上气[①]，缺盆中痛，甚则交两手而瞀，此为臂厥。是主肺所生病者，咳逆[②]上气，喘喝[③]，烦心，胸满，臑臂内前廉痛厥，掌中热。气盛有余，则肩背痛，风寒，汗出中风，小便数而欠。气虚，则肩背痛寒，少气不足以息，溺色变。为此诸病，盛则泻之，虚则补之（应虚实），热则疾之，寒则留之，陷下则灸之，不盛不虚，以经取之。盛者寸口大三倍于人迎，虚者则寸口反小于人迎也。

大肠手阳明之脉，起于大指次指之端，循指上廉，出合谷两骨之间，上入两筋之中，循臂上廉，入肘外廉，上臑外前廉，上肩，出髃骨之前廉，上出于柱骨之会上，下入缺盆，络肺，下膈，属大肠；其支者，从缺盆上颈，贯颊，入下齿中，还出，挟口，交人中，左之右，右之左，上挟鼻孔。是动则病，齿痛，颈肿。是主津液所生病者，目黄，口干，鼽衄，喉痹，肩前臑痛，大指次指痛不用。气有余，则当脉所过者热肿，虚则寒栗不复。为此诸病，盛则泻之，虚则补之，热则疾之，寒则留之，陷下则灸之，不盛不虚，以经取之。盛者人迎大三倍于寸口，虚者人迎反小于寸口也。

胃足阳明之脉，起于鼻之交頞中，頞，鼻茎也。交頞中

① 上气：赵本及无名氏本并无此二字。
② 咳逆：赵本及无名氏本并无“逆”字。
③ 喘喝：赵本及无名氏本并作“喘渴”，作“喘喝”义长。

者，鼻茎起处，山根是也，左右脉交于此。儿科谓山根有青脉者肝热，非也。人皆有脉，第皮薄者脉露，故易受风邪。旁纳[1]太阳之脉，下循鼻外，入上齿中，还出，挟口，环唇，下交承浆，却循颐后下廉，出大迎，循颊车，上耳前，过客主人，循发际，至额颅；其支者，从大迎前下人迎，循喉咙，入缺盆，下膈，属胃，络脾；其直者，从缺盆下乳内廉，下挟脐，入气街中；其支者，起于胃口，下循腹里，下至气街中而合，以下髀关，抵伏兔，下膝膑中，下循胫外廉，下足跗，入中指内间；其支者，下廉三寸而别，下入中指外间；其支者，别跗上，入大指间，出其端。是动则病（胃与膀胱之脉独长，其主病亦独多），洒洒振寒，善呻，数欠，颜黑，病至则恶人与火，闻木声则惕然而惊，心欲动，独闭户塞牖而处，甚则欲上高而歌，弃衣而走，贲响腹胀，是谓骭厥。是主血所生病者，狂，疟，温淫汗出，鼽衄，口㖞，唇胗，颈肿，喉痹，大腹水肿，膝膑肿痛，循膺乳气街股伏兔骭外廉足跗上皆痛，中指不用。气盛，则身以前皆热，其有余于胃，则消谷善饥，溺色黄。气不足，则身以前皆寒栗，胃中寒，则胀满。为此诸病，盛则泻之，虚则补之，热则疾之，寒则留之，陷下则灸之，不盛不虚，以经取之。盛者人迎大三倍于寸口，虚者人迎反小于寸口也。

---

① 旁纳：此后赵本及无名氏本并有注曰“一本作‘约’字”。无名氏本误“旁”为“劳”。

脾足太阴之脉，起于大指之端，循指内侧白肉际，过核骨后，上内踝前廉，上踹内，循胫骨后，交出厥阴之前，上膝股内前廉，入腹，属脾，络胃，上膈，挟咽，连舌本，散舌下；其支者，复从胃别上膈，注心中。是动则病，舌本强，食则呕，胃脘痛，腹胀，善噫，得后与气则快然如衰，身体皆重。是主脾所生病者，舌本痛，体不能动摇，食不下，烦心，心下急痛，溏瘕泄，水闭，黄疸，不能卧，强立，股膝内肿厥，足大指不用。为此诸病，盛则泻之，虚则补之，热则疾之，寒则留之，陷下则灸之，不盛不虚，以经取之。盛者寸口大三倍于人迎，虚者寸口反小于人迎也。

心手少阴之脉，起于心中，出属心系，下膈，络小肠；其支者，从心系上挟咽，系目系；其直者，复从心系，却上肺，下出腋[①]下循臑内后廉，行太阴[②]心主之后，下肘内，循臂内后廉，抵掌后锐骨之端，入掌内后廉，循小指之内，出其端。是动则病，嗌干，心痛，渴而欲饮，是为臂厥。是主心所生病者，目黄，胁痛，臑臂内后廉痛厥，掌中热痛。为此诸病，盛则泻之，虚则补之，热则疾之，寒则留之，陷下则灸之，不盛不虚，以经取之。盛者寸口大再倍于人迎，虚者寸口反小于人迎也。

---

① 腋：此后赵本及无名氏本并有“下”字，疑脱。

② 太阴：原作“手厥阴”，据赵本及无名氏本改。上文云肺手太阴脉行少阴心主之前，下文云心主手厥阴脉行太阴少阴之间，则此处当作“太阴”为是。

小肠手太阳之脉，起于小指之端，循手外侧，上腕，出踝中，直上，循臂骨下廉，出肘内侧两筋之间，上循臑外后廉，出肩解，绕肩胛，交肩上，入缺盆，络心，循咽，下膈，抵胃，属小肠；其支者，从缺盆循颈，上颊，至目锐眦，却入耳中；其支者，别颊，上𩑶，𩑶，音“拙”，面骨之出者，即颧后连耳之横骨也。抵鼻，至目内眦，斜络于颧。是动则病，嗌痛，颔肿，不可以顾，肩似拔，臑似折。是主液所生病者，耳聋，目黄，颊肿，颈颔肩臑肘臂外后廉痛。为此诸病，盛则泻之，虚则补之，热则疾之，寒则留之，陷下则灸之，不盛不虚，以经取之。盛者人迎大再倍于寸口，虚者人迎反小于寸口也。

膀胱足太阳之脉，起于目内眦，上额，交巅；其支者，从巅至耳上角[①]；谓至耳之上角，非至耳，又上日角[②]也。三焦条同。其直者，从巅入络脑，还出，别下项，循肩髆内，挟脊，抵腰中，入循膂，络肾，属膀胱；其支者，从腰中下挟脊，贯臀，入腘中；其支者，从髆内左右别下贯胛，挟脊内，过髀枢，循髀外，从后廉下合腘中，以下贯腨[③]内，“踹”为足跟，“腨”为腓肠腿肚也，原本俱误作“踹”。出外

---

① 角：赵本作“循”，属下句，作“角”是。

② 日角：《幼幼集成·面部形色赋》曰：“日角，左额也。”

③ 腨：本段中“腨“赵本及无名氏本并作“踹”。《素问·至真要大论》曰：“岁太阴在泉……病冲头痛……腘如结，腨如别。”林亿注曰：“为病冲头痛……腘如结，腨如列，膀胱足太阳病。”与本段“是动则病”诸症同，则“踹”当作“腨”明矣。

踝之后，循京骨，至小指外侧。是动则病，冲头痛，目似脱，项似[1]拔，脊痛，腰似折，髀不可以曲，膕如结，腨如裂，是为踝厥。是主筋所生病者，痔，疟，狂癫疾，头囟项痛，目黄，泪出，鼽衄，项背腰尻膕腨脚皆痛，小指不用。为此诸病，盛则泻之，虚则补之，热则疾之，寒则留之，陷下则灸之，不盛不虚，以经取之。盛者人迎大再倍于寸口，虚者人迎反小于寸口也，

肾足少阴之脉，起于小指之下，邪走足心，出于然谷之下，循内踝之后，别入跟中，以上腨内，出膕内廉，上股内后廉，贯脊，属肾，络膀胱；其直者，从肾上贯肝膈，入肺中，循喉咙，挟舌本；其支者，从肺出络心，注胸中。是动则病，饥不欲食，面如漆柴，咳唾则有血，喝喝而喘，坐而欲起，目䀮䀮如无所见，心如悬，若饥状，气不足则善恐，心惕惕如人将捕之，是为骨厥。是主肾所生病者，口热，舌干，咽肿，上气，嗌干及痛，烦心，心痛，黄疸，肠澼，脊股内后廉痛，痿厥，嗜卧足下热而痛。为此诸病，盛则泻之，虚则补之，热则疾之，寒则留之，陷下则灸之，不盛不虚，以经取之。灸则强食生肉，缓带被发，大杖重履而步。盛者寸口大再倍于人迎，虚者寸口反小于人迎也，

心主手厥阴心包络之脉，起于胸中，出属心包络，下

① 似：赵本及无名氏本并作“如”。

膈，历络三焦；其支者，循胸出[①]胁，下腋三寸，上抵腋下，循臑内，行太阴少阴之间，入肘中，下臂，行两筋之间，入掌中，循中指，出其端；其支者，别掌中，循小指次指，出其端。是动则病，手心热，臂肘挛急，腋肿，甚则胸胁支满，心中憺憺大[②]动，面赤，目黄，喜笑不休。是主脉所生病者，烦心，心痛，掌中热。为此诸病，盛则泻之，虚则补之，热则疾之，寒则留之，陷下则灸之，不盛不虚，以经取之。盛者寸口大一倍于人迎，虚者寸口反小于人迎也，

三焦手少阳之脉，起于小指次指之端，上出两指之间，循手，表腕，出臂外两骨之间，上贯肘，循臑外，上肩，而交出足少阳之前[③]，前，原作"后"，误。入缺盆，布膻中，散络[④]心包，下膈，循属三焦；其支者，从膻中上出缺盆，上项，系耳后，直上，出耳上角，以屈下颊，至䪼；其支者，从耳后入耳中，出走耳前，过客主人前，交颊，至目锐眦。是动则病，耳聋，浑浑焞焞，嗌肿，喉痹。是主气所生病者，汗出，目锐眦痛，颊痛，耳后肩臑肘臂外皆痛，小指次指不用。为此诸病，盛则泻之，虚则补之，热则疾之，寒则留之，陷下则灸之，不盛不虚，以

---

① 出：无名氏本作"中"，赵本作"出"，作"出"是。

② 大：赵本作"火"，作"大"义长。

③ 前：赵本及无名氏本并作"后"，周氏改之是。

④ 络：赵本及无名氏本并作"落"，《李广传》注、《西域传·赞》注并云"落与络同"。

经取之。盛者人迎大一倍于寸口，虚者人迎反小于寸口也，胆足少阳之脉，起于目锐眦，上抵头角，下耳后，循颈，行手少阳之前，至肩上，却交出手少阳之后，入缺盆；其支者，从耳后入耳中，出走耳前，至目锐眦后；其支者，别锐眦，下大迎，合于手少阳，抵于䪼，下加颊车，下颈，合缺盆，以下胸中，贯膈，络肝，属胆，循胁里，出气街，绕毛际，横入髀厌中；其直者，从缺盆下腋，循胸，过季胁，下合髀厌中，以下循髀阳，出膝外廉，下外辅骨之前，直下，抵绝骨之端，下出外踝之前，循足跗上，入小指次指之间；其支者，别跗上，入大指之间，循大指歧骨内，出其端，还贯爪甲，出三毛。是动则病，口苦，善太息，心胁痛，不能转侧，甚则面微有尘，体无膏泽，足外反热，是为阳厥。是主骨所生病者，头痛，颔痛，目锐眦痛，缺盆中肿痛，腋下肿，马刀侠瘿，汗出振寒，疟，胸胁肋髀膝外至胫绝骨外踝前及诸节皆痛，小指次指不用。为此诸病，盛则泻之，虚则补之，热则疾之，寒则留之，陷下则灸之，不盛不虚，以经取之。盛者人迎大一倍于寸口，虚者人迎反小于寸口也，

肝足厥阴之脉（十二排一气直下，绝不变调，浩然沛然①，读之令人神旺），起于大指丛毛之际，循足跗上廉，去内踝一寸，上踝八寸，交出太阴之后，上腘内廉，循股阴，入

① 沛然：盛大貌。

毛中，过阴器，抵小腹，挟胃，属肝，络胆，上贯膈，布胁肋，循喉咙之后，上入颃颡，连目系，上出额，与督脉会于巅；其支者，从目系下颊里，环唇内；其支者，复从肝别贯膈，上注肺。是动则病，腰痛不可以俯仰，丈夫㿗疝，妇人少腹肿，甚则嗌干，面尘，脱色。是主肝所生病者，胸满，呕逆，飧泄，狐疝，遗溺，闭癃。为此诸病，盛则泻之，虚则补之，热则疾之，寒则留之，陷下则灸之，不盛不虚，以经取之。盛者寸口大一倍于人迎，虚者寸口反小于人迎也，

手太阴气绝（接叙绝证，是应决死生），则皮毛焦，太阴者，行气而温于皮毛者也（逐段皆横插一句，便摇曳有致①），故气不荣，则皮毛焦，皮毛焦则津液去皮节，津液去皮节者，则爪枯毛折，毛折者，则毛先死，丙笃丁死，火胜金也。

手少阴气绝，则脉不通，脉不通则血不流，血不流则髦色不泽，故其面黑如漆柴者，血先死，壬笃癸死，水胜火也。

足太阴气绝者，则脉不荣肌肉，唇舌者，肌肉之本也，脉不荣则肌肉软，肌肉软则舌萎人中满，人中满则唇反，唇反者肉先死，甲笃乙死，木胜土也。

足少阴气绝，则骨枯，少阴者，冬脉也，伏行而濡骨

---

① 摇曳有致：摇曳，飘荡。有致，有韵味。形容文章曲折有韵味。

髓者也，故骨不濡则肉不能著也，骨肉不相亲，则肉软却，肉软却故齿长而垢，发无泽，发无泽者骨先死，戊笃已死，土胜水也。

足厥阴气绝，则筋绝，厥阴者肝脉也，肝者筋之合也，筋者聚于阴气①而脉络于舌本也，故脉弗荣则筋急，筋急则引舌与卵，故唇青舌卷卵缩，则筋先死，庚笃辛死，金胜木也。

五阴气俱绝，则目系转，转则目运，目运者为志先死，志先死则远一日半死矣。

六阳气绝，则阴与阳相离，离则腠理发泄，绝汗乃出，故旦占夕死，夕占旦死。（总束上文，从经脉渡到络脉，中权扼要，笔力夭矫不群②）经脉十二者，伏行分肉之间，深而不见；其常见者，足太阴过于内踝之上，无所隐故也（随手插叙一笔）。内，原作“外”，误。阴脉不行外踝，且内踝上有大青脉，直上至膝始渐隐，当即是也。诸脉之浮而常见者，皆络脉也（先透③络脉一笔）。六经络手阳明少阳之大络，起于五指间上合肘中（此二十字，于经络无考，于文义上下不续，疑误衍）。饮酒者（是借饮酒以发明④经络交关处），卫气先行皮肤，先充络脉，络脉先盛，故卫气已平，营气乃满，而经脉大

① 阴气：《灵枢识》曰：“《难经》作‘阴器’，诸注并从之。《素问·诊要经终篇》王注引本篇亦作‘阴器’，知今本误耳。”可从。

② 夭矫不群：夭矫，屈伸貌。形容笔法伸展屈曲。不群，超群不凡。

③ 透：透露。

④ 发明：说明。

盛（仍落到经脉）。脉之卒然动者（随即接叙是动之义，将经脉顿足，以便激起络脉），皆邪气居之，留于本末，不动则热，不坚则陷且空，不与众同，是以知其何脉之动也（经脉之义，至此酣足矣）。雷公曰：何以知经脉之与络脉异也（直下，是过脉语气）？黄帝曰：经脉者常不可见也（一句缴清上文），其虚实也，以气口知之，脉之见者，皆络脉也（一句落到下文）。雷公曰：细子无以明其然也。黄帝曰：诸络脉（紧顶络脉说下）皆不能经大节之间，必行绝道而出，入复合于皮中，其会皆见于外。故诸刺络脉者（接叙刺法），必刺其结上，甚血者，虽无结，必[1]急取之，以泻其邪而出其血，留之，发为痹也。凡诊络脉（接叙诊法），脉色青则寒且痛，赤则有热。胃中寒，手鱼之络多青矣；胃中有热，鱼际络赤。其暴黑者，留久痹也；其有赤有黑有青者，寒热气也；其青短者，少气也。凡刺寒热者（又补叙刺法。十二经刺法叙于各条之后，此总叙于前，顺逆有法），皆多血络，必间日而一取之，血尽乃[2]止，乃调其虚实。其小而短，少气甚者，泻之则闷，闷甚则仆，不得言，闷则急坐之也（顿住）。

手太阴之别（分叙），名曰列缺，起于腕上分间，并太阴之经，直入掌中，散入于鱼际。其病，实则手锐掌热，虚则欠㰦，小便遗数（跟定虚实），取之去腕半寸，别走阳

---

① 必：无名氏本无“必”字。

② 乃：赵本及无名氏本并作“而”。

明也。

手少阴之别，名曰通里，去腕一寸半，别而上行，循经，入于心中，系舌本，属目系。其病[①]，实则支膈，虚则不能言，取之掌后一寸，别走太阳也。

手心主之别，名曰内关，去腕二寸，出于两筋之间，循经以上，系于心包，络心系。实则心痛，虚则为头强，取之两筋间也。

手太阳之别，名曰支正，上腕五寸，内注少阴；其别者，上走肘，络肩髃。实则节弛肘废，虚则生肬，小者如指，痂疥，取之所别也。

手阳明之别，名曰偏历，去腕三寸，别入太阴；其别者，上循臂，乘肩髃，上曲颊，遍[②]齿；其别者，入耳，合于宗脉。实则龋聋，虚则齿寒，痹隔，取之所别也。

手少阳之别，名曰外关，去腕二寸，外绕臂，注胸中，合心主。实则肘挛，虚则不收，取之所别也。

足太阳之别，名曰飞阳，去踝七寸，别走少阴。实则鼽窒，头背痛，虚则鼽衄，取之所别也。

足少阳之别，名曰光明，去踝五寸，别走厥阴，下络

---

① 其病：赵本及无名氏本并无“病”字。上文云“其病”，此处有“病”字，文气更顺。

② 遍：赵本、无名氏本并作“偏”，义长。《太素·经脉之二·十五络脉》注曰：“偏入下齿之中”。前文曰：“大肠手阳明之脉……其支者，从缺盆上颈，贯颊，入下齿中。”又本书《寒热病》曰：“臂阳明有入頄遍齿者，名曰大迎。”则手阳明脉之络入齿者有二：偏历入下齿，大迎遍上下齿。

足跗。实则厥，虚则痿躄，坐不能起，取之所别也。

足阳明之别，名曰丰隆，去踝八寸，别走太阴；其别者，循胫骨外廉，上络头项，合诸经之气，下络喉嗌。其病气逆，则喉痹瘁瘖，实则狂巅，虚则足不收，胫枯，取之所别也。

足太阴之别，名曰公孙，去本节之后一寸，别走阳明；其别者，入络肠胃。厥气上逆，则霍乱，实则肠中切痛，虚则鼓胀，取之所别也。

足少阴之别，名曰大钟，当踝后，绕跟，别走太阳；其别者，并经上走于心包下，外贯腰脊。其病气逆，则烦闷，实则闭癃，虚则腰痛，取之所别也。

足厥阴之别，名曰蠡沟，去内踝五寸，别走少阳；其别者，经胫[1]，上睾，结于茎。其病气逆，则睾肿卒疝，实则挺长，虚则暴痒，取之所别也。

任脉之别，名曰尾翳，下鸠尾，散于腹。实则腹皮痛，虚则痒瘙，取之所别也。

督脉之别，名曰长强，挟膂，上项，散头上，下当肩胛左右，别走太阳，入贯膂。实则脊强，虚则头重高摇之，挟脊之有过者，取之所别也。

脾之大络（十五排亦一气直下，文体前后相称），名曰大包，出渊腋下三寸，布胸胁。实则身尽痛，虚则百节尽皆

① 经胫：赵本及无名氏本并作“径胫”，《太素·经脉之二·十五络脉》《甲乙经·十二经脉络脉支别第一》并作“循经”。作“经胫”义长。

纵，此脉若罗络之血者皆取之，脾之大络脉也。

凡此十五络者，实则必见，虚则必下，视之不见，求之上下。人经不同，络脉异所别也。如此巨制，以十字结之，何等神勇。

此篇如时艺①两截题②做法，前叙十二经，后叙十五络，中间由经卸络，恰似中渡③，洋洋洒洒，浩气直行。其叙经脉曲折处，笔力轻捷醒豁④，毫发毕见，试问视《禹贡》⑤，事绪孰繁孰详，笔力孰醒孰快。

虚实二字，一线到底，是谋篇之密也，而排比铺张之中，自有曲折隽永之致。读之但觉灵光满纸，实处皆虚，板处皆活，运笔之妙，千古无两。

经别第十一

黄帝问于岐伯曰：余闻人之合于天道也，内有五藏（藏府分叙），以应五音五色五时五味五位也，外有六府，以应六律，六律建阴阳诸经，而合之十二月、十二辰、十二节、十二经水、十二时、十二经脉者，此五藏六府之所以应天道（即从六律总上藏府，渡入十二经，用笔巧而捷）。夫十二经脉者（紧顶高唱），人之所以生，病之所以成，人之所以

---

① 时艺：指八股文。

② 两截题：截取《四书》上下两句各一截作为题目，是八股文命题方式之一。

③ 中渡：中间过渡。

④ 醒豁：清晰。

⑤ 禹贡：《尚书》篇名。

治，病之所以起，学之所始，工之所止也，粗之所易，上之所难也。请问其离合出入奈何（提清头绪）？岐伯稽首再拜曰：明乎哉问也！此粗之所过，上之所息也，请卒言之（顿住）。

足太阳之正（十二排直下，清空一气①，与前篇又别是一境界，前以雄阔胜，此以灵紧胜），别入于腘中，其一道，下尻五寸，别入于肛，属于膀胱，散之肾，循膂，当心入散；直者，从膂上出于项，复属于太阳，此为一经也。足少阴之正，至腘中，别走太阳而合，上至肾，当十四顀，出属带脉；直者，系舌本，复出于项，合于太阳，此为一合成。以诸阴之别，皆为正也。

足少阳之正，绕髀，入毛际，合于厥阴；别者，入季胁之间，循胸里，属胆，散之肝，上贯心②，以上挟咽，出颐颔中，散于面，系目系，合少阳于外眦也。足厥阴之正，别跗上，上至毛际，合于少阳，与别俱行，此为二合也。

足阳明之正，上至髀入于腹里，属胃，散之脾，上通于心，上循咽，出于口，上頞䪼，还系目系，合于阳明也。足太阴之正，上至髀，合于阳明，与别俱行，上结于咽，贯舌中，此为三合也。

手太阳之正，指地，别于肩解，入腋，走心，系小肠

---

① 清空一气：清空，清晰空灵，形容文章层次分明。一气，一气呵成。

② 散之肝，上贯心：赵本及无名氏本并作“散之上肝，贯心”。

也。手少阴之正，别于入渊腋两筋之间，属于心，上走喉咙，出于面，合目内眦，此为四合也。

手少阳之正，指天，别于巅，入缺盆，下走三焦，散于胸中也。手心主之正，别下渊腋三寸，入胸中，别属三焦，出循喉咙，出耳后，合少阳完骨之下，此为五合也。

手阳明之正，从手循膺乳，别于肩髃，入柱骨，下走大肠，属于肺，上循喉咙，出缺盆，合于阳明也。手太阴之正，别入渊腋少阴之前，入走肺，散之太阳①，上出缺盆，循喉咙，复合阳明，此六合也（径住）。

据事直书，条理分明，疏畅之中，自见苍老②。

通篇无一字非实事，无一句不排比，却无一字一句板滞者，叹其笔力之清雄也。

经水第十二

黄帝问于岐伯曰：经脉十二者，外合于十二经水，而内属于五藏六府。夫十二经水者，其有大小深浅广狭远近，各不同，五藏六府之高下小大，受谷之多少，亦不等，相应奈何？夫经水者，受水而行之，五藏者，合神气魂魄而藏之，六府者，受谷而行之，受气而扬之，经脉者，受血而营之（笔笔空灵③，有爽气扑人眉宇），合而以治奈

---

① 太阳：《太素·经脉之二·经脉正别》作“大肠”，义长。

② 苍老：指文笔老练成熟。

③ 空灵：清新灵活。

何？刺之深浅，灸之壮数，可得闻乎？

岐伯答曰：善哉问也！天至高不可度，地至广不可量，此之谓也（轻轻一顿，随即振起①）。且夫人生于天地之间，六合之内，此天之高、地之广也，非人力之所②度量而至也。若夫八尺之士，皮肉在此，外可度量切循而得之，其死可解剖而视之，其藏之坚脆，府之大小，谷之多少，脉之长短，血之清浊，气之多少，十二经之多血少气，与其少血多气，与其皆多血气，与其皆少血气，皆有大数（笔锋犀利）。其治以针艾，各调其经气，固其常有合乎（顿住）。黄帝曰：余闻之，快于耳，不解于心，愿卒闻之。岐伯答曰：此人之所以参天地而应阴阳也，不可不察（唱起本节）。足太阳外合于清水（分叙），内属于膀胱，而通水道焉。足少阳外合于渭水，内属于胆。足阳明外合于海水，内属于胃。足太阴外合于湖水，内属于脾。足少阴外合于汝水，内属于肾。足厥阴外合于渑水，内属于肝。手太阳外合于淮水，内属于小肠，而水道出焉。手少阳外合于漯水，内属于三焦。手阳明外合于江水，内属于大肠。手太阴外合于河水，内属于肺。手少阴外合于济水，内属于心。手心主外合于漳水，内属于心包。凡此五藏六府十二经水者，外有源泉而内有所禀，此皆内外相贯，如环无端，人经亦然。故天为阳，地为阴，腰以上为天，腰以下

---

① 振起：形容笔势由抑转扬，发始下文。

② 所：此后赵本及无名氏本并有“能”字，疑脱。

为地。故海以北者为阴，湖以北者为阴中之阴，漳以南者为阳，河以北至漳者为阳中之阴，漯以南至江者为阳中之太阳，此一隅之阴阳也，所以人与天地相参也（回应，顿住）。

黄帝曰：夫经水之应经脉也（直下），其远近浅深，水血之多少各不同，合而以刺之（入刺法），奈何？岐伯答曰：足阳明（足之阳明，用特叙之笔），五藏六府之海也，其脉大血多，气盛热壮，刺此者，不深弗散，不留不泻也。足阳明刺深六分，留十呼。足太阳深五分，留七呼。足少阳深四分，留五呼。足太阴深三分，留四呼。足少阴深二分，留三呼。足厥阴深一分，留二呼。手之阴阳（手之阴阳，用简括之笔，此用笔之生动处也），其受气之道近，其气之来疾，其刺深者，皆无过二分，其留皆无过一呼。其少长大小肥瘦，以心撩之（又统叙活法一笔，笔更生动），言浅深多少，虽有定数，又当揣人之少长肥瘦，而意为增损之也。命曰法天之常。灸之亦然。灸而过此者，得恶火，则骨枯脉涩；刺而过此者，则脱气。黄帝曰：夫经脉之小大，血之多少，肤之厚薄，肉之坚脆，及䐃之大小，可为量度乎？岐伯答曰：其可为量度者，取其中度也，不甚脱肉而血气不衰也。若夫所度之人①，消瘦而形肉脱者，恶可以度量刺乎（笔笔生

---

① 若夫所度之人：赵本及无名氏本并无“所”字，《太素·人合·十二水》《甲乙经·十二经水第七》并作“若失度之人”。《灵枢识》曰：“‘失度’与‘中度’相反，文脉贯穿。”作“失度”义长。

动)。审切循扪按，视其寒温盛衰而调之，是谓因适(炼字①深刻)而为之真也(此即所谓“以心撩之”也)。

比经脉于经水，无甚深义，不过拟议远近浅深多少之象数耳。后幅论刺法之浅深及取穴之量度，词极圆活，笔亦生动。

① 炼字：推敲文字。

卷　四

经筋第十三

足太阳之筋，起于足小指，上结于踝，邪上，结于膝，其下，循足外侧[1]，结于踵，上循跟，结于腘；其别者，结于腨外，上腘中内廉，与腘中并，上结于臀，上挟脊，上项；其支者，别入结于舌本；其直者，结于枕骨，上头，下颜，结于鼻；其支者，为目上纲，纲，或作"网"，误。此谓目上胞内开阖之筋也。下结于頄；頄，音"求"，即顴也。其支者，从腋后外廉，结于肩髃；其支者，入腋下，上出缺盆，上结于完骨；其支者，出缺盆，邪上，出于頄。其病，小指支[2]，支，撑拄不便也。跟肿痛，腘挛，脊反折，项筋急，肩不举，腋支，缺盆中纽痛，不可左右摇。治在燔针劫刺，以知为数，以痛为输，名曰仲春痹也。

足少阳之筋，起于小指次指，上结外踝，上循胫外廉，结于膝外廉；其支者，别起外辅骨，上走髀，前者结于伏兔之上，后者结于尻；其直者，上乘䏚季胁，"季胁"

---

① 侧：赵本作"踝"。

② 支：《灵枢识》曰："盖支、枝通。谓小指枝梧于跟而肿痛。下文'支缺盆'、'小指次指支'并同。"《类经·疾病类·十二经筋痹刺》曰："其筋起于足小指，结于踵上，循跟结于腘也。"

二字，乃“眇”之注也。经文每多如此。上走腋前廉，系于膺乳，结于缺盆；直者，上出腋，贯缺盆，出太阳之前，循耳后，上额角，交巅上，下走颔，篇中“颔”字，皆与常说不同，乃指眉后陷中，开口合口，其处即为之振撼也，一作“顑”。上结于頄；支者，结于目眦，为外维。其病，小指次指支，转筋，引膝外转筋，膝不可屈伸，腘筋急，前引髀，后引尻，即上乘眇，季胁痛，上引缺盆膺乳，颈维筋急，从左之右，右目不开，上过右角，并跻脉而行，左络于右，故伤左角，右足不用，命曰维筋相交。治在燔针劫刺，以知为数，以痛为输，名曰孟春痹也。

足阳明之筋，起于中三指，结于跗上，邪外上，加于辅骨，上结于膝外廉，直上，结于髀枢，上循胁，属脊；其直者，上循骭[①]，结于缺[②]；此“缺”谓缺其文也，马注作“缺盆”，误。以上下文部位推之，当在伏兔之下。其支者，结于外辅骨，合少阳；其直者，上循伏兔，上结于髀，聚于阴器，上腹而布，至缺盆而结，上颈，上挟口，合于頄，下结于鼻，上合于太阳，太阳为目上纲，阳明为目下纲；其支者，从颊结于耳前。其病，足中指支，胫转筋，脚跳坚，伏兔转筋，髀前肿，㿗疝[③]，腹筋急，引缺盆及颊，

---

① 骭：无名氏本作“髀”，作“骭”是。《类经·经络类·十二经筋结支别》曰：“骭，足胫骨也。”

② 结于缺：《太素·身度·经筋》《甲乙经·经筋第六》并作“结于膝”，可从。

③ 㿗疝：无名氏本作“溃疝”，作“㿗疝”是。《广韵·灰韵》“㿗，阴病。”

卒口僻急者，目不合，热则筋纵，目不开。颊筋有寒则急，引颊移口；有热则筋弛纵缓不胜收，故僻。治之以马膏，膏其急者，以白酒和桂以涂，其缓者，以桑钩钩之，即以生桑灰置之坎中，高下以坐等，以膏熨急颊，且饮美酒，噉美炙肉，不饮酒者，自强也，为之三拊而已（独详治法）。治在燔针劫刺，以知为数，以痛为输，名曰季春痹也。

足太阴之筋，起于大指之端，内侧，上结于内踝；其直者，络于膝内辅骨，上循阴股，结于髀，聚于阴器，上腹，结于脐，循腹里，结于肋，散于胸中；其内者，著于脊。其病，足大指支，内踝痛，转筋痛，膝内辅骨痛，阴股引髀而痛，阴器纽痛，上引脐，两胁痛，引膺中，脊内痛。治在燔针劫刺，以知为数，以痛为输，命曰孟秋痹也。

足少阴之筋，起于小指之下，并足太阴之筋，邪走内踝之下，结于踵，与太阳之筋合，而上结于内辅之下，并太阴之筋，而上循阴股，结于阴器，循脊内挟膂，上至项，结于枕骨，与足太阳之筋合。其病，足下转筋，及所过而结者，皆痛及转筋。病在此者，主痫瘛及痉。在外者不能俯，在内者不能仰，故阳病者腰反折不能俯，阴病者不能仰。治在燔针劫刺，以知为数，以痛为输，在内者熨引饮药。此筋折纽纽，发数甚者，死不治，名曰仲秋痹也。

足厥阴之筋，起于大指之上，上结于内踝之前，上循胫，上结内辅之下，上循阴股，结于阴器，络诸筋。厥阴主筋，为诸筋之所系属也。其病，足大指支，内踝之前痛，内辅痛，阴股痛，转筋，阴器不用，伤于内则不起，伤于寒则阴缩入，伤于热则纵挺不收（分释“不用”事例）。治在行水清阴气（分叙治法）。其病转筋者，治在燔针劫刺，以知为数，以痛为输，命曰季秋痹也。

手太阳之筋，起于小指之上，结于腕，上循臂内廉，结于肘内锐骨之后，弹之应小指之上，入结于腋下；其支者，后走腋后廉，上绕肩胛，循颈，出足[①]太阳之前，结于耳后完骨；其支者，入耳中；直者，出耳上，下结于颔，上属目外眦。其病，小指支，肘内锐骨后廉痛，循臂阴，入腋下，腋下痛，腋后廉痛，绕肩胛引颈而痛，应耳中鸣，痛引颔，目瞑良久乃得视，篇中独此句是气化之病。颈筋急，则为筋瘘颈肿，寒热在颈者，似当作“寒热在颈者，则为筋瘘颈肿”。治在燔针劫刺，以知为数，以痛为输，其为肿者，复而锐之，本，支者，上曲牙，循耳前，属目外眦，上颔，结于角。其病[②]，当所过者支，转筋。治在燔针劫刺，以知为数，以痛为输[③]，此四十一字，与手少阳之筋

---

① 足：赵本及无名氏本并作“走”。

② 病：赵本及无名氏本并作“痛”。

③ 本，支者……以痛为输：《甲乙经·经筋第六》无此四十一字，守山阁校本以为是足少阳之筋文字衍于此，是。

文重复，且“支者”上“本”字即“舌本”之“本”字，错衍之迹显然。名曰仲夏痹也。

手少阳之筋，起于小指次指之端，结于腕，上循臂[1]，结于肘，上绕臑外廉，上肩，走颈，合手太阳；其支者，当曲颊入系舌本；其支者，上曲牙，循耳前，属目外眦，上乘颔，结于角。其病，当所过者即支，转筋，舌卷。治在燔针劫刺，以知为数，以痛为输，名曰季夏痹也。

手阳明之筋，起于大指次指之端，结于腕，上循臂，上结于肘外，上臑，结于髃；其支者，绕肩胛，挟脊；直者，从肩髃上颈；其支者，上颊，结于頄；直者，上出手少阳[2]之前，上左角，络头，下右颔。其病，当所过者支痛及转筋，肩不举，颈不可左右视。治在燔针劫刺，以知为数，以痛为输，名曰孟夏痹也。

手太阴之筋，起于大指之上，循指上行，结于鱼后，行寸口外侧，上循臂，结肘中，上臑内廉，入腋下，出缺盆，结肩前髃，上结缺盆，下结胸里，散贯贲，合贲下，《甲乙经》作“胁下”，当是。贲，鬲也，其下无可合也。抑或言合于贲下之胁处也。抵季胁。其病，当所过者支，转筋，痛甚，成息贲，胁急，吐血。治在燔针劫刺，以知为数，以痛为输，名曰仲冬痹也。

---

① 结于腕，上循臂：赵本作“结于腕中，循臂”，循上下文例，作“结于腕，上循臂”是。

② 少阳：赵本及无名氏本并作“太阳”，义长。

手心主之筋，起于中指，与太阴之筋并行，结于肘内廉，上臂阴，结腋下，下散前后，前后，胁前后也，故下云"挟胁"。下文"前及胸痛"，"前"似当训"膺"。挟胁；其支者，入腋，散胸中，结于臂①。"臂"字可疑，详见下条。足太阴条有"结于脐，循腹里，结于肋，散于胸中"之文，"臂"或"肋"之讹也。其病，当所过者支，转筋，前及胸痛，息贲。治在燔针劫刺，以知为数，以痛为输，名曰孟冬痹也。

手少阴之筋，起于小指之内侧，结于锐骨，上结肘内廉，上入腋，交太阴，挟乳里，结于胸中，循臂②，胸之下脐之上，无臂也，"臂"字必误。下系于脐。其病，内急，心承伏梁，此挟乳里结胸中之病也。下为肘纲③。其病，当所过者支，转筋，筋痛。治在燔针劫刺，以知为数，以痛为输。"下为肘纲"句是遥承"上结肘内廉"来，随即接叙其证治也，下文又遥承伏梁说，叙事组织，断续有趣。又按："循臂"、"下为肘纲"是一串事，疑本条有脱文错简。其成伏梁，唾血脓者，死不治。经筋之病（随于末条总发证治大义，以束上文，不用另笔是用笔之巧而捷。经文每多如此），寒则反折筋急，热则筋弛纵不收，阴痿不用。阳急则反折，阴急则俯不伸。焠刺者刺寒急也，热则筋纵不收，无用燔针。名曰季冬痹也。

① 结于臂：《太素·身度·经筋》《甲乙经·经筋第六》"臂"作"贲"；《黄帝内经灵枢集注》曰："贲叶臂，散于胸中，结于贲门，故成息奔也。"作"贲"义长。

② 臂：《太素·身度·经筋》作"贲"，是。

③ 纲：赵本作"网"。《太素·身度·经筋》曰："人肘屈伸，以此筋为纲维，故曰肘纲也。"作"纲"义长。

足之阳明，手之太阳（又补叙二经亦有口目噼急、谆复不置者，是筋病莫重于此也），筋急则口目为噼，眦急不能卒视，治皆如右方也。

十二排直起直落，不提不束，此种文格《内经》独多，其摩绘曲折之妙与《经脉》同，而彼以雄阔胜，此以坚朴胜。

筋病起于寒热，成于燥湿，其见证则拘急、缓纵、支转、瘘痛、俯仰、屈伸，而以痫、痉、偏废、口噼、眦急为重也，篇中多有错脱处，宜细考之。

骨度第十四

黄帝问于伯高曰：脉度言经脉之长短，何以立之？伯高曰：先度其骨节之大小广狭长短，而脉度定矣（一句领起全篇，开门见山）。黄帝曰：愿闻众人之度，人长七尺五寸者（先立数之根①），其骨节之大小长短，各几何？伯高曰：头之大骨围二尺六寸，胸围四尺五寸，腰围四尺二寸（叙头身之围大，是横说）。发所覆者，颅至项，尺二寸，发以下至颐，长一尺（叙头身之直长，是直说），君子终折。《甲乙经》作"参折"。盖君子发际常高于众人，则发所覆者不及尺二寸，发以下至颐不止一尺矣，故须参互而折数之。结喉以下，至缺盆中，长四寸。缺盆以下，至髑骬，长九寸，过则肺大（带叙藏府，便曲折有致），不满则肺小。髑骬以下，至天枢，长八寸，过则胃大，不及则胃小。天枢以下，至横骨，长六寸

① 数之根：基础的数目，以下所论骨度皆基于此数而发。

半，过则回肠广长，不满则狭短。横骨长六寸半。横骨上廉以下，以至内辅之上廉，长一尺八寸。内辅之上廉以下，至下廉，长三寸半。内辅下廉，下至内踝，长一尺三寸。内踝以下至地，长三寸。膝腘以下至跗属，长一尺六寸。跗属以下至地，长三寸。故骨围大则太过，小则不及（束一笔，以上叙身前之直长也）。角以下，至柱骨，长一尺。行腋中不见者，长四寸。腋以下至季胁，长一尺二寸。季胁以下至髀枢，长六寸。髀枢以下至膝中，长一尺九寸。膝以下至外踝，长一尺六寸。外踝以下至京骨，长三寸。京骨以下至地，长一寸（以上叙身侧之直长也）。

耳后当完骨者，广九寸。耳前当耳门者，广一尺三寸。两颧之间，相去七寸。两乳之间，广九寸半。两髀之间，广六寸半。足长一尺二寸，广四寸半（以上叙头身之横宽也）。肩至肘，长一尺七寸。肘至腕，长一尺二寸半。腕至中指本节，长四寸。本节至其末，长四寸半（以上叙两手之直长也）。

项发以下至背骨，长二寸半。膂骨以下至尾骶，二十一节，长三尺，上节长一寸四分分之一，奇分在下，故上七节，至于膂骨，九寸八分分之七（以上叙身后之直长）。以文义推之，上句当是"一寸四分又十分分之一"也，下句当是"九寸八分又十分分之七"也。经文词简意晦，数不吻合。

此众人骨之度（应醒①）也，所以立经脉之长短也（缴

---

① 应醒：应题，点题。

清，神回气合）。是故视其经脉之在于身也，其见浮而坚，其见明而大者，多血；细而沉者，多气也。以理推之，当是“其见浮而坚者，多气；明而大者，多血；细而沉者，少气”也，第原文义亦可通，未敢擅改。

本论脉度也，却通篇只说骨度，而脉度仅于首尾见之，结末数语忽然离开，与前文似断似续，使堆垛尽化烟云①。

篇中句句皆实事，却句句皆虚境，读时须胸中牢记，目中注视，是为脉度立根，便觉字字皆立于空中。

五十营第十五

黄帝曰：余愿闻五十营，奈何？岐伯答曰：天周二十八宿，宿三十六分，人气行一周，千八分（一顿）。以天度起脉度，是言其体也。日行二十八宿，人经脉上下左右前后二十八脉，周身十六丈二尺，以应二十八宿（又一顿）。以日度起脉度，是言其动也。天、日、漏三层，愈逼愈紧，漏字一层，即从天日中提出，以作五十营之准者也，故百刻正与五十营相映。漏（以“漏”字承上两项，挺起）水下百刻，以分昼夜。故人一呼脉再动，气行三寸，一吸脉亦再动，气行三寸，呼吸定息，气行六寸（以上提清数根，以下层递说去）。十息，气行六尺，日行二分（笔笔缴醒②）。二百七十息，气行十六丈二尺，气行交通于

① 堆垛尽化烟云：堆垛，堆积，此代指前文测算骨度的内容。形容结末数语使得前文堆砌骨度的语句全部由实化虚，即下文所论“句句皆实事，却句句皆虚境”。

② 缴醒：交待清楚。

中，一周于身，下水二刻，日行二十五分。五百四十息，气行再周于身，下水四刻，日行四十分。二千七百息，气行十周于身，下水二十刻，日行五宿二十分。一万三千五百息，气行五十营于身，水下百刻，日行二十八宿，漏水皆尽而脉终矣（顿住）。所谓交通者，并行一数也（横插一笔，摇曳生姿），故五十营备，得尽天地之寿矣（又以重笔压住，文气紧极），凡行八百一十丈也（雄鸡一声天下白）。

寥寥二百余字，有许多故事，许多议论，涵盖其中。

题只“五十营”三字，篇中幻出许多数目字，是烘托极热闹者。

营气第十六

黄帝曰：营气之道，内谷为宝（点题，直起）。谷入于胃，乃传之肺，流溢于中，布散于外（四句先统营卫言），其精专者（折入营气），行于经隧，常营无已，终而复始，是谓天地之纪（顿住）。故气从太阴出（直接），注手阳明，上行，注足阳明，下行，至跗上，注大指间，与太阴合，上行抵脾[①]。从脾注心中，循手少阴出腋，下臂，注小指，合手太阳，上行，乘腋，出䪼，内注目内眦，上巅，下项，合足太阳，循脊，下尻，下行，注小指之端，循足心，注足少阴，上行，注肾，从肾注心，外散于胸中。循心主

---

① 脾：赵本及无名氏本并作“髀”，《太素·营卫气·营卫气别》《甲乙经·营气第十》并作“脾”。《灵枢识》曰：“据下文‘注肾，从肾注心外’之例，《甲乙》似是。”按髀、脾均为并母支部字，音同可通。

脉，出腋，下臂，出两筋之间，入掌中，出中指之端，还注小指次指之端，合手少阳，上行，注膻中，散于三焦，从三焦注胆，出胁，注足少阳，下行，至跗上，复从跗注大指间，合足厥阴，上行，至肝，从肝上注肺，上循喉咙，入颃颡之窍，究于畜门[①]。其支别者，上额，循巅，下项中，循脊，入骶，是督脉也，络阴器，上过毛中，入脐中，上循腹里，入缺盆，下注肺中，复出太阴（缴上，顿住）。此营气之所行也，逆顺之常也（回应，作结）。

先提大意作冒，后详叙其事，亦行文常格[②]，笔意洁净可喜。

脉度第十七

黄帝曰：愿闻脉度（点题）。岐伯答曰：手之六阳（直叙），从手至头，长五尺，五六三丈。手之六阴，从手至胸中，三尺五寸，三六一丈八尺，五六三尺，合二丈一尺。足之六阳，从足上至头，八尺，六八四丈八尺。足之六阴，从足至胸中，六尺五寸，六六三丈六尺，五六三尺，合三丈九尺。手足各以六阴六阳纪数，是各经左右两脉气行有先后矣，而跻脉阴阳只叙其一[③]，此事乃本经中一大疑团也。跻脉从足

---

① 畜门：《类经·经络类·营气运行之次》曰："即喉屋上通鼻之窍门也。如《评热病论》启玄子有云：气冲突于蓄门而出于鼻。即此谓也。其支别者，自颃颡上出额，循巅以交于督脉，循脊下行入尾骶也。蓄，臭同，许救切。"

② 常格：通常之格式。

③ 跻脉阴阳只叙其一：《灵枢·大惑论》阴跻、阳跻并举，不分男女，然本篇末又云："男子数其阳，女子数其阴，当数者为经，其不当数者为络也。"二说不合。

至目，七尺五寸，二七一丈四尺，二五一尺，合一丈五尺。督脉任脉，各四尺五寸，二四八尺，二五一尺，合九尺。凡都合一十六丈二尺，此气之大经隧也（锁住[①]上文）。经脉为里，支而横者为络，络之别者为孙，盛而血者疾诛之，盛者泻之，虚者饮药以补之。以上为第一节，论脉度而以治法束之，是实发题面之文。

五藏常内阅于上七窍也（振起，开拓心胸），故肺气通于鼻，肺和则鼻能知臭香矣；心气通于舌，心和则舌能知五味矣；肝气通于目，肝和则目能辨五色矣；脾气通于口，脾和则口能知五谷矣；肾气通于耳，肾和则耳能闻五音矣。五藏不和，则七窍不通；六府不和，则留为痈（藏府不平叙，中间用枢纽，脱卸大方）。故邪在府，则阳脉不和，阳脉不和，则气留之，气留之，则阳气盛矣。阳气太盛，则阴不利，阴脉不利，则血留之，血留之，则阴气盛矣。此热盛灼津而血涩者也。阴气太盛，则阳气不能荣也，故曰关。阳气太盛，则阴气弗能荣也，故曰格。阴阳俱盛，不得相荣，故曰关格。关格者，不得尽期而死也。以上为第五节，是接发内溉藏府外濡腠理之常变也。

黄帝曰：跻脉安起安止，何气荣之？岐伯答曰：跻脉者，少阴之别，起于然骨之后上内踝之上，直上，循阴股，入阴，上循胸里，入缺盆，上出人迎之前，入頄，属目内眦，合于太阳，阳跻而上行，气并相还，则为濡目，

---

① 锁住：归纳上文，结束讨论。

气不荣，则目不合。以上为第二节，是接叙跻脉之起止，以补首节未尽之义也。

黄帝曰：气独行五藏，不荣六府，何也？岐伯答曰：气之不得无行也，如水之流，如日月之行不休，故阴脉荣其藏，阳脉荣其府，如环之无端，莫知其纪，终而复始，其流溢之气，内溉藏府，外濡腠理。以上为第四节，因上篇营气内注只言五藏不及六府而疑之也。

黄帝曰：跻脉有阴阳，何脉当其数？岐伯答曰：男子数其阳，女子数其阴，当数者为经，其不当数者为络也。以上为第三节，即第二节之尾也。

词气圆润静雅，足供揣摩，独怪承接有于理解难通之处，僭拟移置，分注篇中，以俟高明指正。

营卫生会第十八

黄帝问于岐伯曰：人焉受气（直起）？阴阳焉会（分提头绪）？何气为营？何气为卫？营安从生？卫于焉会？老壮不同气，阴阳异位，愿闻其会。以上总冒，提清全篇头绪，以下浩然直往，穷原竟委，不必回顾，提笔而自曲折赴节[①]。岐伯答曰：人受气于谷，谷入于胃，以传与肺，五藏六府，皆以受气（应受气），其清者为营，浊者为卫，营在脉中，卫在脉外，营周不休，五十而复大会（应荣卫），阴阳相贯，如环无端。卫气行于阴二十五度，行于阳二十五度，分为昼

① 赴节：应和文章的节奏。

夜，故气至阳而起，至阴而止。故曰：日中而阳陇，为重阳；夜半而阴陇，为重阴。故太阴主内，太阳主外（应阴阳异位），各行二十五度，分为昼夜。夜半为阴陇，夜半后而为阴衰，平旦阴尽，而阳受气矣。日中而阳陇，日西而阳衰，日入阳尽，而阴受气矣。夜半而大会，万民皆卧，命曰合阴，平旦阴尽，而阳受气，如是无已，与天地同纪。以上三意，一气贯注，直起直住，为第一节。

黄帝曰：老人之不夜瞑者（应少壮不同气），何气使然？少壮之人不昼瞑者，何气使然？岐伯答曰：壮者之气血盛，其肌肉滑，气道通，营卫之行，不失其常，故昼精而夜瞑。老者之气血衰，其肌肉枯，气道涩，五藏之气相搏[①]，其营气衰少，而卫气内伐，故昼不精，夜不瞑[②]。以上专发少壮不同气，义精词湛，为第二节，亦直起直收，与上节为一正一反，一常一变。

黄帝曰：愿闻营卫之所行，皆何道从来（下畅发营卫生会之事）？岐伯答曰：营出于中焦，卫出于下焦。黄帝曰：愿闻三焦之所出。岐伯答曰：上焦出于胃上口，并咽以上，贯膈而布胸中，走腋，循太阴之分而行，还至阳明，上至舌，下足阳明，常与营俱行于阳二十五度，行于阴亦二十五度，为一周也，故五十度而复大会于手太阴矣。黄

① 搏：赵本作“抟”，义长。

② 瞑：无名氏本作“眠”，“瞑”通“眠”。《文选·养生论》“达旦不瞑”，李善注曰：“瞑，古眠字。”

帝曰：人有热饮食下胃，其气未定，汗则出，或出于面，或出于背，或出于身半，其不循卫气之道而出（接叙上焦气化之变），何也？岐伯曰：此外伤于风，内开腠理，毛蒸理泄，卫气走之，固不得循其道，此气慓悍滑疾，见开而出，故不得从其道，故命曰漏泄。上焦为宗气所会，本节似言卫气者，宗气本营卫之所令也，故上半节言其常与营俱，下半节又怪其不循卫道也。黄帝曰：愿闻中焦之所出。岐伯答曰：中焦亦并胃中，出上焦之后，此所受气者，泌糟粕，蒸津液，化其精微，上注于肺脉，乃化而为血，以奉生身，莫贵于此，故独得行于经隧，命曰营气。黄帝曰：夫血之与气，异名同类（接叙中焦之变），何谓也？岐伯答曰：营卫者，精气也。血者，神气也。故血之与气，异名同类焉。故夺血者无汗，夺汗者无血，故人生有两死，而无两生。黄帝曰：愿闻下焦之所出。岐伯答曰：下焦者，别回肠，注于膀胱，而渗入焉。故水谷者，常并居于胃中，成糟粕而俱下于大肠，而成下焦，渗而俱下，济泌别汁，循下焦而渗入膀胱焉。黄帝曰：人饮酒，酒亦入胃，谷未熟而小便独先下（接叙下焦之变），何也？岐伯答曰：酒者，熟谷之液也。其气悍以清，故后谷而入，先谷而液出焉。黄帝曰：善。余闻上焦如雾，中焦如沤，下焦如渎，此之谓也（引成语作结，翛然①意远）。三节畅叙荣卫生会，分三焦而又各推其变，当作一节读之，若分三节，文气便促而弱矣。

① 翛然：无拘无束，自由自在的样子。

布局则前单后双，运意则前总后分，两截似各不相顾，而实大气盘旋，真力弥满，不拘于分提分应之成法，全以议论驾驭其间，笔力又足以副之，词旨圆润，理致深密，耐人涵泳，局阵整肃，尤有正笏垂绅①之度。

此篇畅发荣卫之源流正变也。前两节合，提笔数项而总叙之，一正一变，后分三焦申叙之，又各一正一变也，若拘拘于分应提笔转支节矣。

四时气第十九

黄帝问于岐伯曰：夫四时之气，各不同形，百病之起，皆有所生，灸刺之道，何者为定？岐伯答曰：四时之气，各有所在，灸刺之道，得气穴为定（一顿。用笔简淡）。

故春取经（分叙，叙四时），血脉分肉之间，甚者深刺之，间者浅刺之。夏取盛经孙络，取分间，绝皮肤。秋取经腧，邪在府，取之合。冬取井荥，必深以留之。

温疟（叙百病），汗不出，为五十九痏。风𤸷肤胀，为五十七痏，取皮肤之血者，尽取之。

飧泄，补三阴之上，补阴陵泉，皆久留之，热行乃止。

转筋于阳，治其阳；转筋于阴，治其阴，皆卒刺之。

---

① 正笏垂绅：垂绅，《礼·玉藻》："凡侍于君，绅垂。"疏曰："绅，大带也。身直则带倚，磬折则带垂。"曲躬如磬则带垂。使其笏正，垂其大带，形容恭敬肃立貌。语出宋·欧阳修《昼锦堂记》："垂绅正笏，不动声气。"

徒瘀，先取环谷下三寸，以铍针针之，已刺而筩之而内之，入而复之，以尽其瘀，中有脱文。必坚，来缓则烦悗，来急则安静，间日一刺之，瘀尽乃止。饮闭药，方刺之时，徒饮之，方饮无食，方食无饮，无食他食，百三十五日。

著痹不去，久寒不已，卒取其三里，骨为干三字是《经脉》篇文，误衍于此。肠中不便，取三里，盛泻之，虚补之。

疠风者，素刺其肿上，已刺，以锐针针其处，按出其恶气，肿尽，乃止，常食方食，无食他食。

腹中常鸣（叙六府），气上冲胸，喘不能久立，邪在大肠，刺肓之原，巨虚上廉三里。

小腹控睾引腰脊，上冲心，邪在《甲乙经》有“小肠也”三字。小肠者，连睾系，属于脊，贯肝肺，络心系。气盛则厥逆，上冲肠胃，熏肝，散于肓，结于脐。故取之肓原以散之，刺太阴以予之，取厥阴以下之，取巨虚下廉以去之，按其所过之经以调之。

善呕，呕有苦，长太息，心中憺憺，恐人将捕之，邪在胆，逆在胃，胆液泄，则口苦，胃气逆，则呕苦，故曰呕胆。取三里以下胃气，逆则刺少阳血络，以闭胆逆，却调其虚实，以去其邪。

饮食不下，膈塞不通，邪在胃脘，在上脘则刺抑而下之，在下脘则散而去之。

小腹痛肿，不得小便，邪在三焦约。取之太阳大络，视其络脉与厥阴小络结而血者，肿上，及胃脘，取三里。

睹其色（叙色脉），察其以[①]，以，目之讹也，古“目”字相近。知其散复者，视其目色，以知病之存亡也。一其形，听其动静者，持气口人迎，以视其脉，坚且盛且滑者，病日进，脉软者，病将下，诸经实者，病三日已。气口候阴，人迎候阳也。

笔力坚卓，惟结末一段，语意无属，笔致亦与上文不一律。

① 以：《太素·九针之三·杂刺》及《甲乙经·针道》并作“目”，周氏校正为是。

卷　五

五邪第二十

邪在肺（直起，清气①逼人），则病皮肤痛，寒热，上气，喘，汗出，咳动肩背。取之膺中外腧，背三节五藏之傍，以手疾按之，快然，乃刺之（足一笔，便有曲致②），取之缺盆中以越之。邪在肝，则两胁中痛，寒中，恶血在内，行善掣，节时脚肿。取之行间以引胁下，补三里以温胃中，取血脉以散恶血，取耳间青脉以去其掣（整用四排，笔锋犀利）。邪在脾胃，则病肌肉痛。阳气有余，阴气不足（独详病因，笔势飞舞），则热中善饥；阳气不足，阴气有余，则寒中肠鸣腹痛；阴阳俱有余，若俱不足，则有寒有热。皆调于三里。邪在肾，则病骨痛，阴痹，阴痹者（申一笔），按之而不得，腹胀，腰痛，大便难，肩背颈项痛，时眩。取之涌泉昆仑，视有血者（又申一笔）尽取之。邪在心，则病心痛，喜悲，时眩仆，视有余不足（独用浑括之笔）而调之其输也（加"也"字妙）。以一"也"字结束五项。

五项直起直结，经文常格，妙在每项中间皆有曲笔，遂觉行间字字皆有生气。

---

① 清气：空中清明之气，引申为正大光明之气。
② 曲致：曲折的情致。

寒热病第二十一

皮寒热者（三峰①直立），不可附席，毛发焦，鼻槁，腊不得汗。腊，皮肤干燥也。取三阳之络，以补手太阴（用单笔）。肌寒热者，肌痛，毛发焦，而唇槁，腊不得汗。取三阳于下以去其血者，补足太阴以出其汗（用双笔②）。骨寒热者，病无所安，汗注不休。齿未槁，取其少阴于阴股之络；齿已槁，死不治（用开合之笔③，三项笔致不同，便见生趣）。骨厥亦然（带叙一笔，上下钩连，在有意无意之间）。骨痹，举节不用而痛，汗注，烦心。取三阴之经，补之（二字峭）。身有所伤，血出多，及中风寒，若有所堕坠，四支懈惰不收，名曰体惰（独先叙病因病证，再点病名，顺逆有致）。取其小腹脐下三结交，三结交者，阳明太阴也（顾盼生姿④），脐下三寸，关元也。厥痹者，厥气上及腹。取阴阳之络，视主病者，泻阳补阴⑤也。颈侧之动脉人迎，人迎，足阳明也，在婴筋之前。婴筋之后，手阳明也，名曰扶突。次脉，足少阳脉也，名曰天牖。次脉，足太阳也，名曰天柱。腋下动脉，臂太阴也，名曰天府（详叙穴法，即所

---

① 三峰：指在皮、肌、骨的三种寒热病。

② 双笔：上句“取三阳之络，以补手太阴”一笔带过，为单笔。此句详述治法为“去其血”、“出其汗”，为双笔。

③ 开合之笔：“齿未槁”为开，“齿已槁”为合。

④ 顾盼生姿：左右环顾，目光动人。此指本句上承“三结交”句，下接“关元”句，相互映衬也。

⑤ 补阴：此后无名氏本有“经”字。

谓主病者）。阳迎“迎”当作“逆”。头痛，胸满不得息，取之人迎。暴瘖，气鞕，取扶突与舌本。出血，暴聋，气蒙，耳目不明，取天牖。暴挛，痫眩，足不任身，取天柱。暴瘅，内逆，肝肺相搏，血溢鼻口，取天府。此为天牖[1]五部（轻束一句）。以上从寒热搭到骨厥，即接叙骨痹、体惰、厥痹之证治，各不相顾之中，自有草蛇灰线之妙，其笔致之顺逆向背，亦无情而有情也，以下诸篇皆当以此意读之，看似平铺直叙，其中自具开合断续之体。

臂阳明有入頄遍齿者（四峰[2]对起，拔地参天），名曰大迎，下齿龋，取之臂。恶寒补之，不恶寒泻之。足太阳有入頄遍齿者，名曰角孙，上齿龋，取之在鼻与頄前。方病之时，其脉盛，盛则泻之，虚则补之。一曰取之出鼻外。足阳明有挟鼻入于面者，名曰悬颅，属口，对入，系目本，视有过者取之，损有余，益不足，反者益甚。足太阳有通项入于脑者，正属目本，名曰眼系，头目苦痛，取之在项中两筋间，入脑乃别。阴跻阳跻，阴阳相交，阳入阴，阴出阳，交于目锐眦，阳气盛则瞋目，阴气盛则瞑目（硬语横空）。以上叙阳明太阳二经齿痛目痛之证治，而末条又带叙二跻偏胜有关于目之事，是板中有活也。

热厥，取足太阴少阳，皆留之；寒厥，取足阳明少阴于足，皆留之（热寒对起，映带在有意无意）。舌纵涎下，烦

---

① 天牖：无名氏本作“大牖”，《太素·寒热寒热·寒热杂说》作“大输”，作“大输”是，当从改。

② 四峰：指大迎、角孙、悬颅、眼系及其证治。

悗，取足少阴。振寒洒洒，鼓颔，不得汗出，腹胀，烦悗，取手太阴（二项是申叙其证治）。刺虚者，刺其去也；刺实者，刺其来也（此申叙其刺法，笔致飞舞）。春取络脉，夏取分腠，秋取气口，冬取经输，凡此四时，各以其时为齐。络脉治皮肤，分腠治肌肉，气口治筋脉，经输治骨髓五藏。以上叙热厥寒厥证治也，收句整肃，与上节同。

身有五部（前俱用双起，此独用单起①）：伏兔一；腓二，腓者腨也；背三；五藏之腧四；项五。此五部有痈疽者死。病始手臂者（分叙痈疽症治），先取手阳明太阴而汗出；病始头首者，先取项太阳而汗出；病始足胫者，先取足阳明而汗出。臂太阴，可汗出；足阳明，可汗出。故取阴而汗出甚者，止之于阳；取阳而汗出甚者，止之于阴。凡刺之害，中而不去，则精泄，不中而去，则致气。精泄则病甚而恇，致气则生为痈疽也（总发刺害，即带叙痈疽致病之由，钩连有致）。以上叙痈疽之证治，笔力爽健非常。曰汗出者，所谓汗之则疮已，是治疮疽之例也。其论阴阳止汗之义尤精，以药则桂枝汤、生脉散之辨也。

自此以下四篇及杂病篇，皆叙事文体，须玩其整散断续、错综变化之妙，各项毫不相顾，而自然不形支节，其故由于笔势顺逆向背，相承相激，行间勃有生气也。

---

① 独用单起：前文诸段之起，三峰、四峰、对举，俱为分述，本段则先用“身有五部”总述，故云单起。

癫狂第二十二

目眦外决于面者为锐眦，在内近鼻者为内眦，上为外眦，下为内眦。经中凡叙巅狂，皆关于目，故特提唱之，第嫌篇中少连缀少发明耳。癫疾始生（分叙癫证之先见者，三峰①屹立，笔健而醒），先不乐，头重痛，视举，目赤甚，作极，已而烦心，候之于颜，取手太阳阳明太阴，血变而止。作极，盖言身之躁动不安，非有所作为而令疲极也。癫疾始作②，而引口，啼呼喘悸者，候之手阳明太阳，左强者攻其右，右强者攻其左，血变而止。癫疾始作，先反僵，因而脊痛，候之足太阳阳明太阴手太阴③，血变而止。

治癫疾者（总释治法，是跟三“血变”句来），常与之居，察其所当取之处，病至，视之，有过者，泻之。置其血于瓠壶之中，至其发时，血独动矣，不动，灸穷骨二十壮，穷骨者，骶骨也（顿住）。

骨癫疾者（分叙癫疾之不治者），顑齿诸腧分肉皆满，而骨居，汗出，烦悗。呕多沃沫，气下泄，不治。筋癫疾者，身倦挛急，大刺项大经之大杼脉。呕多沃沫，气下泄，不治。脉癫疾者，暴仆，四肢之脉，皆胀而纵。脉满，尽刺之，出血；不满，灸之，挟项太阳，灸带脉于

---

① 三峰：即“癫疾始生”与下文二“癫疾始作”。

② 作：无名氏本作“传”，作“作”是。

③ 太阴：赵本及无名氏本并作“太阳”，义长。

腰，相去三寸，诸分肉本输。呕多沃沫，气下泄，不治。癫疾者，疾发如狂者（癫狂钩连，奇巧天成），死不治（顿住）。

狂始生，先自悲也（起，笔势飘逸），喜忘苦怒善恐者，得之忧饥（分叙狂证之先见者，与得病之因也），治之取手太阴阳明，血变而止，及取足太阴阳明。狂始发，少卧，不饥，自高贤也，自辩智也，自尊贵也，善骂詈，日夜不休，治之，取手阳明太阳太阴舌下少阴，视之，盛者，皆取之，不盛，释之也。狂言、惊、善笑、好歌乐、妄行不休者，得之大恐，治之，取手阳明太阳太阴。狂、目妄见、耳妄闻、善呼者，少气之所生也，治之，取手太阳太阴阳明足太阴头两颇。狂者，多食，善见鬼神，善笑，而不发于外者，得之有所大喜，治之，取足太阴太阳阳明，后取手太阴太阳阳明。狂而新发，未应如此者，先取曲泉左右动脉及盛者，见血，有顷，已，不已，以法取之，灸骨骶二十壮（顿住）。

风逆（推论风逆、厥逆，是因与巅狂同类，而带叙之也），暴四肢肿，身漯漯，唏然时寒，饥则烦，饱则善变，取手太阴表里，足少阴阳明之经，肉清取荥，骨清取井经也。厥逆为病也，足暴清，胸若将裂，肠若将以刀切之，烦而不能食，脉大小皆涩，暖取足少阴，清取足阳明，清则补之，温则泻之。

厥逆（厥逆二字，承上冒下），腹胀满，肠鸣，胸满不得息，取之下胸二胁咳而动手者，与背腧以手按之立快者是也（笔致夭矫，毫无板滞之迹）。内闭不得溲，刺足少阴太阳与骶上，以长针，气逆，则取其太阴阳明厥阴，甚取少阴阳明动者之经也。少气，身漯漯也，言吸吸也，骨酸体重，懈惰不能动，补足少阴。短气，息短不属，动作气索，补足少阴，去血络也（四项是分释其证治也）。

后半带叙厥逆，亦如前篇之带叙痈疽也，二篇乃纪事文中之极有声色有气焰①者。

热病第二十三

偏枯（偏枯、痱与热病不续②），身偏不用而痛，言不变，志不乱，病在分腠之间，巨针取之，益其不足，损其有余，乃可复也。痱之为病也，身无痛者，四肢不收，智乱不甚，其言微知，可治，甚则不能言，不可治也。病先起于阳，后入于阴者，先取其阳，后取其阴，浮而取之（少“先起于阴”，是有脱文）。

热病三日（以下文义古奥，词气朴厚），而气口静，人迎躁者，取之诸阳，五十九刺，以泻其热，而出其汗，实其阴，以补其不足者（是治热病要义）。身热甚，阴阳皆静者，勿刺也；其可刺者，急取之，不汗出则泄。所谓勿刺者，有死征也。热病七日八日，脉口动喘而短者，急刺之，汗

① 气焰：形容文章有气势和力量。

② 续：连也，此指关连。

且自出，浅刺手大指间。热病七日八日，脉微小，病者溲血，口中干，一日半而死，脉代者，一日死。热病已得汗出，而脉尚躁喘，且复热，勿刺肤，喘甚者死。热病七日八日，脉不躁，躁不散数，后三日中有汗，三日不汗，四日死。未曾汗者，勿腠刺之。

热病，先肤痛，窒鼻，充面，取之皮，以第一针，五十九。苛轸鼻，索皮于肺，不得索之火，火者心也。热病，先身涩，倚而热，烦悗，干唇口嗌，取之皮，以第一针，五十九。肤胀，口干，寒“寒”字疑误衍，然热病实有时噤栗者，此文简意晦矣。汗出，索脉于心，不得索之水，水者肾也。热病，嗌干，多饮，善惊，卧不能起，取之肤肉，以第六针，五十九。目眦青，索肉于脾，不得索之木，木者肝也。热病，面青，脑痛，手足躁，取之筋间，以第四针。四逆[①]，筋躄，目浸，索筋于肝，不得索之金，金者肺也。热病，数惊，瘛瘲而狂，取之脉，以第四针，急泻有余者。癫疾，毛发去，索血于心，不得索之水，水者肾也。热病，身重，骨痛，耳聋，而好瞑，取之骨，以第四针，五十九刺。骨痛[②]，不食，啮齿，耳青，索骨于肾，不得索之土，土者脾也。热病，不知所痛，耳聋，不能自收，口干，阳热甚，阴颇有寒者，热在髓，死不可治。热

① 四逆：赵本及无名氏本并作“于四逆”，属上句。据上下文例，当作“四逆”，属下为是。

② 骨痛：赵本及无名氏本并作“骨病”。本节皆论热病，不当于此独述骨病，当作“骨痛”是。

病，头痛，颞颥目瘳，脉痛，善衄，厥热病也，取之以第三针，视有余不足，寒热，痔。热病，体重，肠中热，取之以第四针，于其腧及下诸指间索气，于胃络[①]得气也。热病，挟脐急痛，胸胁满，取之涌泉与阴陵泉，以[②]第四针，针嗌里。热病，而汗且出，及脉顺可汗者，取之鱼际大渊大都大白，泻之则热去，补之则汗出，汗出太甚，取内踝上横脉以止之。热病已得汗而脉尚躁盛，此阴脉之极也，死；其得汗而脉静者生。热病脉尚盛躁而不得汗者，此阳脉之极也，死；脉盛躁，得汗静者生。

热病不可刺者有九：一曰汗不出，大颧发赤，哕者死；二曰泄而腹满甚者死，三曰目不明，热不已者死；四曰老人婴儿热而腹满者死；五曰汗不出，呕，下血者死；六曰舌本烂，热不已者死；七曰咳而衄，汗不出，出不至足者死；八曰髓热者死；九曰热而痉者死，腰折、瘛疭、齿噤齘也。凡此九者不可刺也。

所谓五十九刺[③]者，两手外内侧各三，凡十二痏；五

① 络：赵本及无名氏本并作“胳”。《灵枢讲义》曰：“胳，即络字之异文，犹经输字，变车从肉作腧，与腋下曰胳字自别。经络、联络二义，《太素》并作胳，可以证。”

② 以：此前赵本及无名氏本并有“取”字。

③ 五十九刺：《太素·伤寒》无“颇会一”以下十五字，杨上善注曰：“手足内外之侧，及手足十指之间，入头发际一寸，左右合有十（前疑脱‘四’字）六处，更入三寸，左右合有十处，耳前后口下项中有一，顖上有一，合有七处……又数刺处，乃有六十三处，五十九者，以举大数为言耳。”杨氏以“足亦如是”分应“两手外内侧各三”、“五指间各一”，故得四十六、六十三之数。

指间各一，凡八痏，足亦如是；头入发一寸傍三分各三，凡六痏；更入发三寸边各[1]五，凡十痏；耳前后口下者各一，凡六痏[2]；“凡六痏”三字，移置“项中一”之上，方合五十九之数，且耳前后左右各二，口两角下各一，正凡六痏也。项中一，巅上一，囟会一，发际一，廉泉一，风池二，天柱二。

（以下文义又不续，诸刺法乃缪刺也，与前文诸刺法亦大殊）气满，胸中喘息，取足太阴大指之端，去爪甲如薤叶，寒则留之，热则疾之，气下乃止。心疝，暴痛，取足太阴厥阴，尽刺去其血络。喉痹，舌卷，口中干，烦心，心痛，臂内廉痛，不可及头，取手小指次指爪甲下，去端如韭叶。目中赤痛，从内眦始，取之阴跻。风痉，身反折，先取足太阳及腘中及血络，出血，中有寒，取三里。癃，取之阴跻及三毛上及血络，出血。男子如蛊，女子如阻[3]，《甲乙》作“阻”，《脉经》：“令人嗜甘如阻妇状[4]”。阻，即怀娠之称，谓其经阻不行也，作“怚”误，考字书，无“怚”字。按此湿热内壅之病也。身体腰脊如解，不欲饮食，先取涌泉，见血，视跗上盛者，尽见血也。

此篇前后文意不续，当有错简。

---

① 各：赵本及无名氏本并无此字，详上下文，当有“各”字。

② 凡六痏：赵本及无名氏本俱在“项中一”下，《类经·针刺类·诸热病死生刺法》曰：“口下者，任脉之承浆也。”与周氏“口两角下各一”认识不同。

③ 阻：赵本及无名氏本并作“怚”，《太素·杂病·如蛊如妲病》作“妲”，《甲乙经·五脏传病发寒热第一下》作“阻”，作“阻”是。

④ 令人嗜甘如阻妇状：下十二字出《脉经·肝足厥阴经病证第一》。

厥病第二十四

厥头痛，面若肿，起而烦心，取之足阳明太阴。厥头痛，头脉痛，心悲，善泣，视头动脉反[①]盛者，刺尽去血，后调足厥阴。厥头痛，贞贞头重而痛，泻头上五行，行五，先取手少阴，后取足少阴。厥头痛，意善忘，按之不得，取头面左右动脉，后取足太阴。厥头痛，项先痛，腰脊为应，先取天柱，后取足太阳。厥头痛，头痛甚，耳前后脉涌，有热，泻出其血，后取足少阳。真头痛，头痛甚，脑尽痛，手足寒至节，死不治。头痛不可取于腧者，有所击堕，恶血在于内，若肉伤，痛未已，可则刺，不可远取也。头痛不可刺者，大痹为恶，日作者，可令少愈，不可已。头半寒痛，先取手少阳阳明，后取足少阳阳明。

厥心痛，与背相控，善瘛，如从后触其心，伛偻者，肾心痛也，先取京骨昆仑，发针[②]，不已，取然谷。厥心痛，腹胀，胸满，心尤痛甚，胃心痛也，取之大都大白。厥心痛，痛如以锥针刺其心，心痛甚者，脾心痛也，取之然谷大溪。厥心痛，色苍苍如死状，终日不得太息，肝心痛也，取之行间太冲。厥心痛，卧若徒居，心痛间，动作，痛益甚，言但可卧或无事自坐也，若痛时动作，其痛益甚矣。

---

① 反：原作“及”，据赵本及无名氏本改。

② 针：赵本作“狂”，作“针”义长。

色不变，肺心痛也，取之鱼际大渊。真心痛，手足清[①]至节，心痛甚，旦发夕死，夕发旦死。心痛不可刺者，中有盛聚，不可取于腧。肠中有虫瘕及蛟蛔，皆不可取以小针。心肠痛侬，作痛，当是心腹懊侬作痛。肿聚往来，上下行，痛有休止，腹热，喜渴，涎出者，是蛟蛔也，以手聚按而坚持之，无令得移，以大针刺之，久持之，虫不动，乃出针也。恙[②]腹侬痛，形中上者。谓满腹侬痛，必正刺其肿聚往来之形上也。

耳聋无闻，取耳中。耳鸣，取耳前动脉。耳痛不可刺者，耳中有脓，若有干耵聍，耳无闻也。耳聋，取手小指次指爪甲上与肉交者，先取手，后取足。耳鸣，取手中指爪甲上，左取右，右取左，先取手，后取足。足髀不可举，侧而取之，在枢合中，以员利针，大针不可刺。病注下血，取曲泉。风痹淫泺，病不可已者，足如履冰，时如入汤[③]中，股胫淫泺，烦心，头痛，时呕，时悗眩，已，汗出，久则目眩，悲以喜恐，短气[④]，不出三年，死也。淫

① 清：赵本作"凊"，无名氏本作"青"。"清"、"青"皆通"凊"。《集韵·去声八》："凊或作清。"《广雅疏证·释器》曰："青之言清也。"

② 恙：《太素·寒热·厥心痛》注曰："恙，亦饼，音耕反，满也。"

③ 汤：原作"涿"，据赵本及无名氏本改。

④ 短气：此后赵本及无名氏本并有"不乐"二字，疑脱。《类经·疾病类·风痹死证》曰："阴阳俱病，命曰风痹。淫泺者，浸淫日深之谓。足如履冰之寒，又如入汤之热，下而股胫，中而腹心，上而头目，无所不病，在表则汗出，在里则短气。不乐，或为悲哀，或为喜恐，此阴阳俱病之候。虽尚可支持，然不能出三年也。"

泺，洗洗然酸疼而无力也。

以头痛、心痛为主，耳痛各病附之，气焰不及前篇，而亦有风樯阵马①之势，叙事文能见气势，即马、班②亦难之。

病本第二十五

先病而后逆者治其本，先逆而后病者治其本，先寒而后生病者治其本，先病而后生寒者治其本，先热而后生病者治其本，先泄而后生他病者治其本，必且调之，乃治其它病。先病而后中满者治其标，先病后泄者治其本，先中满而后烦心者治其本。有客气，有同气。大小便不利治其标，大小便利治其本。病发而有余，本而标之，先治其本，后治其标；病发而不足，标而本之，先治其标，后治其本。详察间甚，以意调之，间者并行，甚者③独行。先小大便不利而后生他病者，治其本也。

文本无奇，义亦甚浅，而造句坚洁④可喜，客气同气，并行独行，真比精金百炼。

杂病第二十六

厥挟脊而痛者，至顶，头沉沉然，目䀮䀮然，腰脊强，

---

① 风樯阵马：乘风的帆船，临阵的战马，形容文字遒健豪迈。语出唐·杜牧《唐太常寺奉礼郎贺歌寺集序》："秋之明洁，不足为其格也；风樯阵马，不足为其勇也；瓦棺篆鼎，不足为其古也。"

② 马、班：指司马迁、班固。

③ 者：赵本及无名氏本并作"为"。

④ 坚洁：刚健貌。

取足太阳腘中血络。厥胸满，面肿，唇漯漯[①]，暴言难，甚则不能言，取足阳明。厥气走喉，而不能言，手足清，大便不利，取足少阴。厥而腹向向然，多寒气，腹中穀穀，便溲难，取足太阴。嗌干，口中热，如胶，取足少阴。膝中痛，取犊鼻以员利针，发而间之，针大如氂，刺膝无疑。喉痹，不能言，取足阳明；能言，取手阳明。疟，不渴，间日而作，取足阳明；渴而日作，取手阳明。齿痛，不恶清饮，取足阳明；恶清饮，取手阳明。聋而不痛者，取足少阳；聋而痛者，取手阳明。衄而不止，衃血流，取足太阳；衃血，有脱字，疑脱“不流”二字。取手太阳，不已，刺宛骨下，不已，刺腘中。出血，腰痛，痛上寒，取足太阳阳明；痛上热，取足厥阴；不可以俯仰，取足少阳；中热而喘，取足少阴腘中血络。喜怒而不欲食，言益小，刺足太阴；怒而多言，刺足少阳。顑痛，刺手阳明与顑之盛脉，出血。项痛，不可俯仰，刺足太阳；不可以顾，刺手太阳也。小腹满大，上走胃，至心，淅淅身时寒热，小便不利，取足厥阴。腹满，大便不利，腹大，亦上走胸嗌，喘息喝喝然，取足少阴。腹满，食不化，腹向向然，不能大便，取足太阴。心痛引腰脊，欲呕，取足少阴。心痛，腹胀啬啬然，大便不利，取足太阴。心痛，引背不得息，刺足少阴，不已，取手少阳。心痛，引小腹

① 漯漯：此后赵本及无名氏本并有“然”字，疑脱。漯漯然，汗出貌，《素问·刺腰痛篇》曰：“会阴之脉令人腰痛，痛上漯漯然汗出。”

满，上下无常处，便溲难，刺足厥阴。心痛，但短气不足以息，刺手太阴。心痛，当九节刺之，按，已刺，按之，立已，不已，上下求之，得之立已。颇痛，刺足阳明曲周动脉，见血，立已，不已，按人迎于经，立已。气逆上，刺膺中陷者与下胸动脉。腹痛，刺脐左右动脉，已刺，按之，立已，不已，刺气街，已刺，按之，立已。痿厥，为四末束悗，乃疾解之，日二，不仁者，十日而知，无休，病已止。哕[①]，以草刺鼻，嚏，嚏而已；无息而疾迎引之，立已；大惊之，亦可已。哕，呃也，下所叙皆寻常止呃之法，原作"岁"误。

此篇条目极繁，独以老干无枝之笔行之，字字坚实，纪事文正宗也。

数篇刺法多系缪刺，今犹有传之者。

周痹第二十七

黄帝问于岐伯曰：周痹之在身也，上下移徙随脉，其上下左右相应，间不容空，愿闻此痛，在血脉之中邪？将在分肉之间乎？何以致是？其痛之移也，间不及下针，其慉痛之时，不及定治，而痛已止矣，何道使然？愿闻其故。以上是总冒，上下左右并提，周众不分，下乃以左右上下分周

① 哕：赵本及无名氏本并作"岁"，《太素·杂病·疗哕》《甲乙经·欠哕唏振寒噫嚏亸泣出太息涕下耳鸣啮舌善饥第一》中并作"哕"，作"哕"是。

众发之。岐伯答曰：此众痹也，非周痹也（挑剔眉目①清爽，挈下二节）。黄帝曰：愿闻众痹（即承众痹陪说）。岐伯对曰：此各在其处（是“众”字注脚），更发更止，更居更起，以右应左，以左应右（此用顺拖②笔势），非能周也（钩下节“周”字），更发更休也。黄帝曰：善。刺之奈何？岐伯对曰：刺此者，痛虽已止，必刺其处（应“不及定治”，顿住），勿令复起。帝曰：善。愿闻周痹何如（递到周痹是主）？岐伯对曰：周痹者（用逆顶③笔势），在于血脉之中，随脉以上，随脉以下（是“周”字注脚），不能左右（钩上节“左右”字），各当其所。黄帝曰：刺之奈何？岐伯对曰：痛从上下者（接叙治法，轻束上文），先刺其下以过之，后刺其上以脱之；痛从下上者，先刺其上以过之，后刺其下以脱之（顿住）。黄帝曰：善。此痛安生？何因而有名（上文周众之辨悉矣，下乃专发周痹病机也）？岐伯对曰：风寒湿气，客于外分肉之间，迫切而为沫，沫得寒则聚，聚则排分肉而分裂也，分裂则痛，痛则神归之，神归之则热，热则痛解，痛解则厥，厥则他痹发，发则如是（略顿。撑开，气充词沛，蹈厉无前④）。帝曰：善。余已得其意矣（略作曲势）。当有“未得其

---

① 挑剔眉目：挑剔，抉发。眉目，事物的端倪。此指抉发众痹与周痹之不同。

② 顺拖：毛笔技法，笔杆在前，笔锋在后，顺势拖行。形容本句顺“各在其处”之释，做进一步解释。

③ 逆顶：毛笔技法，笔锋指向行笔方向。形容本句气势不衰，紧顶上句周痹之问。

④ 蹈厉无前：蹈厉，蹈地而猛厉。形容文势奋发向前，无有所阻。

事也，愿卒闻之。岐伯对曰”十三字。此内不在藏，而外未发于皮，独居分肉之间，真气不能周，故命曰周痹。故刺痹者，必先切循其下之六经，视其虚实，及大络之血结而不通，及虚而脉陷空者，而调之，熨而通之（一气贯注，如此长句而不嫌弱、不嫌赘者，气盛故也），其瘛坚，转引而行之（八字炼得道劲）。黄帝曰：善。余已得其意矣，亦得其事也[①]。

笔气清畅，一往无前，左萦右拂，自饶情致。

口问第二十八

黄帝闲居，辟左右而问于岐伯曰：余已闻九针之经，论阴阳逆顺，六经已毕，愿得口问（点题）。岐伯避席再拜曰：善乎哉问也，此先师之所口传也（略顿）。黄帝曰：愿闻口传。岐伯答曰：夫百病之始生也，皆生于风雨寒暑，阴阳喜怒，饮食居处，大惊卒恐，则血气分离，阴阳破散[②]，经络厥绝，脉道不通，阴阳相逆，卫气稽留，经脉虚空，血气不次，乃失其常（总挈全篇，浩气流行）。论不在经者，请道其方。

黄帝曰：人之欠者，何气使然（十二排直下，一如《经脉》篇文）？岐伯答曰：卫气昼日行于阳，夜半则行于阴。

① 亦得其事也：此后赵本及无名氏本并有“九者，经巽之理，十二经脉阴阳之病也”十五字，疑脱。

② 散：赵本作“败”。作“散”义长。

阴者主夜，夜者卧。阳者主上，阴者主下。故阴气积于下，阳气未尽，阳引而上，阴引而下，阴阳相引，故数欠（繁密之绪，以简直之笔出之，自然明晓而神味仍涵濡不尽，故妙。若使司马迁、刘更生①为之，必词拙而意隐，使枚皋刘歆②为之，必词快而体直薄也）。阳气尽，阴气盛，则目瞑；阴气尽，而阳气盛，则寤矣。泻足少阴补足太阳。

黄帝曰：人之哕者，何气使然？岐伯曰：谷入于胃，胃气上注于肺。今有故寒气与新谷气，俱还入于胃，新故相乱，真邪相攻，气并相逆，复出于胃，故为哕。补手太阴，泻足少阴。

黄帝曰：人之唏者，何气使然？岐伯曰：此阴气盛而阳气虚，阴气疾而阳气徐，阴气盛而阳气绝，故为唏。补足太阳，泻足少阴。

黄帝曰：人之振寒者，何气使然？岐伯曰：寒气客于皮肤，阴气盛，阳气虚，故为振寒，寒栗。补诸阳。

黄帝曰：人之噫者，何气使然？岐伯曰：寒气客于胃，厥逆从下上，散复出于胃，故为噫。补足太阴阳明，一曰补眉本也。黄帝曰：人之嚏者，何气使然？岐伯曰：阳气和利，满于心，出于鼻，故为嚏。补足太阳荣眉本，一曰眉上也。黄帝曰：人之亸者，何气使然？岐伯曰：胃

---

① 刘更生：西汉经学家、目录学家刘向，原名刘更生，著《别录》《新序》《说苑》等书。

② 枚皋刘歆：枚皋，西汉辞赋家，以文辞敏捷著称。刘歆，刘向之子，西汉经学家、目录学家，著有《七略》等书。

不实，则诸脉虚，诸脉虚，则筋脉懈惰，筋脉懈惰，则行阴，用力，气不能复，故为𤺊。因其所在，补分肉间。

黄帝曰：人之哀而泣涕出者，何气使然？岐伯曰：心者，五藏六府之主也；目者，宗脉之所聚也，上液之道也；口鼻者，气之门户也。故悲哀愁忧，则心动，心动则五藏六府皆摇，摇则宗脉感，宗脉感则液道开，液道开故泣涕出焉。液者，所以灌精濡空窍者也，故上液之道开则泣，泣不止则液竭，液竭则精不灌，精不灌则目无所见矣，故命曰夺精。补天柱经侠颈。黄帝曰：人之太息者，何气使然？岐伯曰：忧思则心系急，心系急则气道约，约则不利，故太息以伸出之。补手少阴心主足少阳，留之也。

黄帝曰：人之涎下者，何气使然？岐伯曰：饮食者，皆入于胃，胃中有热则虫动，虫动则胃缓，胃缓则廉泉开，故涎下。补足少阴。

黄帝曰：人之耳中鸣者，何气使然？岐伯曰：耳者，宗脉之所聚也，故胃中空则宗脉虚，虚则下溜，脉有所竭者，故耳鸣。补客主人，手大指爪甲上与肉交者也。黄帝曰：人之自啮舌者，何气使然？岐伯曰①：此厥逆走上，脉气辈至也。少阴气至则啮舌，少阳气至则啮颊，阳明气至则啮唇矣。视主病者，则补之。

---

① 岐伯曰：赵本及无名氏本并无此三字。

凡此十二邪者，皆奇邪之走空窍者也（总束上文）。故邪之所在，皆为不足（纽句）。故上气不足，脑为之不满，耳为之苦鸣，头为之苦倾，目为之眩；中气不足，溲便为之变，肠为之苦鸣；下气不足，乃为痿厥心悗（顿住。总叙三部不足之事，笔干直立，得此便前后文不嫌剽滑矣）。补足外踝下留之。黄帝曰：治之奈何（直下，接叙治法）？岐伯曰：肾主为欠，取足少阴。肺主为哕，取手太阴足少阴。唏者，阴与阳绝，故补足太阳，泻足少阴。振寒者，补诸阳。噫者，补足太阴阳明。嚏者，补足太阳眉本。亸，因其所在，补分肉间。泣出，补天柱经侠颈，侠颈者，头中分也。太息，补手少阴心主足少阳，留之。涎下，补足少阴。耳鸣，补客主人手大指爪甲上与肉交者。自啮舌，视主病者则补之。目眩头倾，补足外踝下，留之。痿厥心悗，刺足大指间上二寸，留之，一曰足外踝下，留之。

前提后束，中间十二排，平铺直叙之中，自有浩气流行之概。

其论人身气机相引之理，胜于近日西医之说万万矣，乃圣人仅以为余事耳。或谓西医详于形而昧于气，固矣，即形亦正未能详也！《洗冤录》尚非圣人之所作也，而能辨骨之制命①不制命，此亦形之事也，西人知之乎？西医之圣者，仅胜于今医之庸者。

---

① 制命：掌握命运，此指验骨以提供案情判决的依据。

卷　六

师传第二十九

黄帝曰：余闻先师有所心藏，弗著于方。余愿闻而藏之，则而行之，上以治民，下以治身，使百姓无病，上下和亲，德泽下流，子孙无忧，传于后世，无有终时，可得闻乎（民为上，身为下，慈祥恺恻①之心，时流露行间）？岐伯曰：远乎哉问也，夫治民与自治，治彼与治此，治小与治大，治国与治家，未有逆而能治之也，夫惟顺而已矣（语淡味长）。顺者，非独阴阳脉论，气之逆顺也（曲一笔），百姓人民皆欲顺其志也（叫醒）。以上提唱“顺”字大意，下乃实叙其事。

黄帝曰：顺之奈何？岐伯曰：入国问俗，入家问讳，上堂问礼，临病人问所便。黄帝曰：便病人奈何（直下）？岐伯曰：夫中热消瘅则便寒，寒中之属则便热。胃中热则消谷，令人悬心善饥，脐以上皮热；肠中热则出黄如糜，脐以下皮热②。胃中寒则腹胀，肠中寒则肠鸣飧泄。胃中寒肠中热，则胀而且泄；胃中热肠中寒，则疾饥，小腹痛

---

① 恺恻：怜惜，怜悯。

② 脐以下皮热：赵本及无名氏本“热”并作“寒”，以此五字属下文。作“热”字，此五字属上文，于义见长。

胀。顿住，是歇后语气。

黄帝曰：胃欲寒饮，肠欲热饮，两者相逆，便之奈何(承上起下)？且夫王公大人血食之君，骄恣从欲，轻人而无能禁之，禁之则逆其志，顺之则加其病，便之奈何（又添出一层，开下二节）？治之何先？岐伯曰：人之情，莫不恶死而乐生，告之以其败，语之以其善，导之以其所便，开之以其所苦，虽有无道之人，恶有不听者乎（此节先申叙王公大人应治之）？黄帝曰：治之奈何？岐伯曰：春夏先治其标，后治其本；秋冬先治其本，后治其标。黄帝曰：便其相逆者奈何？岐伯曰：便此者，食饮衣服，亦欲适寒温，寒无凄怆，暑无出汗。食饮者，热无灼灼，寒无沧沧。寒温中适，故气将持，乃不致邪僻也（此节申叙寒热相逆应便之）。以上为前半篇，论治之贵顺也。

黄帝曰：本藏以身形支节䐃肉，候五藏六府之小大焉(另提)。今夫王公大人临朝即位之君而问焉，谁可扪循之而后答乎（是因上文而推论及此）？岐伯曰：身形支节者，藏府之盖也，非面部之阅也。谓尚有面部之阅，无待扪循者也，笔妙。黄帝曰：五藏之气，阅于面者（此以面色言），余已知之矣，以肢节知（此以面形言），而阅之奈何？言以肢节知，五藏六府而亦有阅于面也，其法奈何。岐伯曰：五藏六府者，肺为之盖（此叙五藏之外阅于面形者），巨肩陷咽，候见其外。黄帝曰：善。岐伯曰：五藏六府，心为之主，缺盆为之道，骷[①]骨有余，以候髑骬。黄帝曰：善。岐伯曰：肝者，主为将，使之候外，欲知坚固，视目小大。黄帝曰：善。岐伯曰：脾者，主为卫，使之迎粮，视唇舌好恶，以知吉凶。黄帝曰：善。岐伯曰：肾者，主为外，使之远听，视耳好恶，以知其性。黄帝曰：善。愿闻六府之候。岐伯曰：六府者（此叙六府之外阅于面形者），胃为之海，广骸大颈张胸，五谷乃容。鼻隧以长，以候大肠。唇厚人中长，以候小肠。目下果大，其胆乃横。鼻孔在外，膀胱漏泄。鼻柱中央起，三焦乃约。此所以候六府者也，上下三等，藏安且良矣（补一笔，压住）。

前论治病之贵顺，后论藏府之外阅，两截各不相顾，篇法无可言者，惟用笔坚厚朴直之中，自饶温润委婉之致，令人读之不厌。

决气第三十

黄帝曰：余闻人有精、气、津、液、血、脉（点清条目），余意以为一气耳，今乃辨为六名（曲一笔），余不知其所以然。岐伯曰：两神相搏，合而成形，常先身生，是谓精（分叙体用）。何谓气？岐伯曰：上焦开发，宣五谷味，熏肤充身泽毛，若雾露之溉，是谓气。何谓津？岐伯曰：

---

① 骷：赵本作“骷”，作“骺“是。《说文解字·骨部》曰：“髃，骨端也。”《集韵·入聲九》：“髃，或作骺。”《释骨》曰：“肩上横骨在肩端者曰骺骨。”

腠理发泄，汗出溱溱，是谓津。何谓液？岐伯曰：谷入气满，淖泽注于骨，骨属屈伸，泄泽，补益脑髓，皮肤润泽，是谓液。何谓血？岐伯曰：中焦受气取汁，变化而赤，是谓血。何谓脉？岐伯曰：壅遏营气，令无所避，是谓脉（顿住）。

黄帝曰：六气者有余不足，气之多少，脑髓之虚实，血脉之清浊，何以知之（下文分叙病变，此用渡笔。经文于此等关节，皆一丝不苟）？岐伯曰：精脱者，耳聋；气脱者，目不明；津脱者，腠理开，汗大泄；液脱者，骨属屈伸不利，色夭，脑髓消，胫酸，耳数鸣；血脱者，色白，夭然不泽，其脉空虚，此其候也（轻锁一笔）。黄帝曰：六气者，贵贱何如（总发大意，以束通篇）？岐伯曰：六气者，各有部主也，其贵贱善恶，可为常主，然五谷与胃为大海也（行到水穷处，坐看云起时）。言六气各主其部而互相资，无贵贱也，但发源于五谷与胃耳。

前后两截均以六项平叙，板实之中自饶①腴味②，尤妙在末尾用单笔作结，探原星宿③，悠然不尽，使通身经脉皆活。

此经文极谨严之作。

---

① 饶：多也。

② 腴：美好。

③ 探原星宿：《后汉书·濊国传》曰：“晓候星宿，豫知年岁丰约。”星宿天运为五谷丰约之本。此处形容推究精气津液血脉的根源，皆在于五谷与胃。

肠胃第三十一

黄帝问于伯高曰：余愿闻六府传谷者，肠胃之小大长短，受谷之多少，奈何？伯高曰：请尽言之，谷所从出入浅深远近长短之度（总提一笔）。唇至齿，长九分，口广二寸半。齿以后至会厌，深三寸半，大容五合。舌重十两，长七寸，广二寸半。咽门重十两，广一①寸半，至胃，长一尺六寸。胃纡曲屈，伸之，长二尺六寸，大一尺五寸，径五寸，大容三斗五升。小肠后附脊，左环，回周叠②积，其注于回肠者，外附于脐上，回运环反③十六曲，大二寸半，径八分分之少半，长三丈二④尺。回肠当脐左环，回周叠⑤积而下回运环反十六曲，大四寸，径一寸寸之少半，长二丈一尺。广肠傅脊，以受回肠，左环叠积⑥，上下辟，大八寸，径二寸寸之大半，长二尺八寸。肠胃所入至所出，长六丈四寸四分，回曲环反，三十二曲也（总束一笔）。

此当与下篇合为一也。

---

① 一：无名氏本作“二”，作“一”是。

② 叠：《太素·身度·肠度》作“叶”。叠，古音余母叶部，叶，古音定母叶部，二字韵同声近而通，下同。

③ 反：赵本及无名氏本并无此字。

④ 二：无名氏本作“三”。

⑤ 叠：赵本及无名氏本并作“叶”。

⑥ 叠积：赵本及无名氏本并作“叶脊”。积与脊，古音俱为精母锡韵，音同而通。

中间“叠积”或作“叶积”，或作“叶脊”，皆字之讹也。“回运环”下或少“反”字。胃之容三斗五升，而“三”或作“二”。今皆正之，不必曲解也。

平人绝谷第三十二

黄帝曰：愿闻人之不食，七日而死，何也？伯高曰：臣请言其故。胃大一尺五寸，径五寸，长二尺六寸，横屈，受水谷三斗五升。其中之谷，常留二斗，水一斗五升，而满（申一笔，以辨水谷之数）。上焦泄气出（再申一笔，以明两焦之气化），其精微慓悍滑疾，下焦下溉诸肠（随手领下）。小肠大二寸半，径八分分之少半，长三丈二尺，受谷二斗四升，水六升三合合之大半。回肠大四寸，径一寸寸之少半，长二丈一尺，受谷一斗，水七升半。广肠大八寸，径二寸寸之大半，长二尺八寸，受谷九升三合八分合之一。肠胃之长，凡五丈八尺四寸，受水谷九斗二升一合合之大半（总束一笔），此肠胃所受水谷之数也（叫醒“数”字，此总数也。总数、实数分两截发，中间作一枢纽）。平人则不然，胃满则肠虚，肠满则胃虚，更虚更满，故气得上下，五藏安定，血脉和利，精神乃居（略顿）。故神者，水谷之精气也（高唱“神”字，与末句呼应）。故肠胃之中，当留谷二斗，水一斗五升（此实数也）。故平人日再后，后二升半，一日中五升，七日，五七三斗五升，而留水谷尽矣（轻轻顿住）。故平人不食饮，七日而死者，水谷精气津液皆尽故也

（缴醒）。

先叙事，后发论，词旨洁净精微。

海论第三十三

黄帝问于岐伯曰：余闻刺法于夫子，夫子之所言，不离于营卫血气。夫十二经脉者，内属于府藏，外络于肢节，夫子乃合之于四海乎（点题）？岐伯答曰：人亦有四海十二经水。经水者皆注于海，海有东西南北，命曰四海（先点四海）。黄帝曰：以人应之，奈何？岐伯曰：人有髓海，有血海，有气海，有水谷之海（再点人身之四海），凡此四者，以应四海也。黄帝曰：远乎哉夫子之合人于天地四海也。愿闻应之奈何？岐伯答曰：必先明知阴阳表里，荥输所在，四海定矣（再点四海之所在，三层愈逼愈紧）。黄帝曰：定之奈何？岐伯曰：胃者水谷之海（紧顶），其输，上在气街，下至三里。冲脉者为十二经之海，其输，上在于大杼，下出于巨虚之上下廉。膻中者为气之海，其输，上在于柱骨之上下，前在于人迎。脑为髓之海，其输，上在于其盖，下在风府。黄帝曰：凡此四海者，何利何害？何生何败？岐伯曰：得顺者生，得逆者败，知调者利，不知调者害（顿四句以养局①）。黄帝曰：四海之逆顺奈何（直下）？岐伯曰：气海有余者，气满，胸中悗息，面赤；气海

① 养局：通过四句之顿使布局更为严谨从容。

不足，则气少不足以言。血海有余，则常想其身大，怫然不知其所病；血海不足，亦常想其身小，狭然不知其所病。水谷之海有余，则腹满；水谷之海不足，则饥不受谷食。髓海有余，则轻劲多力，自过其度；髓海不足，则脑转，耳鸣，胫酸，眩冒，目无所见，懈怠安卧。黄帝曰：余已闻逆顺，调之奈何？岐伯曰：审守其输，而调其虚实，无犯其害，顺者得复，逆者必败（以淡笔作收，与起处相映）。黄帝曰：善。

布局整暇①，运笔清挺。

此与《本神》《决气》皆叙内伤证也，而此篇摹绘尤妙。

五乱第三十四

黄帝曰：经脉十二者，别为五行，分为四时，何失而乱？何得而治（治乱双提）？岐伯曰：五行有序，四时有分，相顺则治，相逆则乱（顿四句以养文度②）。

黄帝曰：何谓相顺（分承）？岐伯曰：经脉十二者，以应十二月。十二月者，分为四时。四时者，春秋冬夏，其气各异，营卫相随，阴阳已和，清浊不相干，如是则顺之而治（应醒）。黄帝曰：何谓逆而乱？岐伯曰：清气在阴，

① 整暇：形容既严谨又从容不迫。语出《左传·成公十六年》："日臣之使于楚也，子重问晋国之勇，臣对曰：'好以众整。'曰：'又何如？'臣对曰：'好以暇。'"

② 文度：文章节奏。

浊气在阳，营气循①脉，卫气逆行，清浊相干，乱于胸中，是谓大悗（应醒）。故气乱于心（紧跟上文，单叙五乱之证），则烦心密嘿，俯首静伏；乱于肺，则俯仰喘喝，接手以呼；乱于肠胃，则为霍乱；乱于臂胫，则为四厥；乱于头，则为厥逆，头重眩仆（顿住）。

黄帝曰：五乱者，刺之有道乎（接叙治法）？岐伯曰：有道以来，有道以去，审知其道，是谓身宝（又顿四句以养度）。黄帝曰：善。愿闻其道。岐伯曰：气在于心者，取之手少阴心主之输。气在于肺者，取之手太阴荥足少阴输。气在于肠胃者，取之足太阴阳明；不下者，取之三里。气在于头者，取之天柱大杼，不知，取足太阳荥输。气在于臂足，取之先去血脉，后取其阳明少阳之荥输。黄帝曰：补泻奈何（申明治法大旨，与补泻常法不同）？岐伯曰：徐入徐出，谓之导气，补泻无形，谓之同精，是非有余不足也，乱气之相逆也（缴醒）。疾而徐之为泻，徐而疾之为补，此徐入徐出无分补泻，但导其逆气和其精气，以其病非有余不足，而起于一时之逆乱也。黄帝曰：允平哉道，明乎哉论，请著之玉版，命曰治乱也。

运笔布局与前篇同，通体一气直下，而前后各顿四句，便有曲致。此等文须看炼句之清健，尤看著字之精确，有一字松泛即全体为之懦而不振。

① 循：赵本及无名氏本并作“顺”。

胀论第三十五

黄帝曰：脉（突从脉起，倒戟①而入）之应于寸口，如何而胀？岐伯曰：其脉，大坚以涩者，胀也（顿住）。黄帝曰：何以知藏府之胀也（提藏府、提血脉，随即撇去，是过峡②之笔，反主作宾，逆折有势）？岐伯曰：阴为藏阳为府。黄帝曰：夫气之令人胀也，在于血脉之中邪，藏府之内乎？岐伯曰：三者皆存焉，然非胀之舍也（撇上即带领下）。黄帝曰：愿闻胀之舍（直下）。岐伯曰：夫胀者，皆在于藏府之外（接叙胀舍，笔干直立，涵盖下文），排藏府而郭胸胁，胀皮肤，故命曰胀（顿住）。黄帝曰：藏府之在胸胁腹裹之内也（撑开），若匣匮之藏禁器也，各有次舍，异名而同处（从胀舍递入胀形，亦过峡之笔），一域之中，其气各异，愿闻其故。黄帝曰：未解其意，再问。岐伯曰：夫胸腹，藏府之郭也。膻中者，心主之宫城也。胃者，太仓也。咽喉小肠者，传送也。胃之五窍者，闾里门户也。廉泉玉英者，津液之道也。故五藏六府者，各有畔界，其病各有形状（落到胀形，略顿）。营气循脉（接叙胀形），卫气逆行，为脉胀。卫气并脉循分，为肤胀（此营卫表证也，应血脉之中）。三里而泻，近者一下，远者三下（此表证治法），无问虚实，工

---

① 倒戟：犹言倒叙。

② 过峡：过渡，交接。

在疾泻（顿住）。黄帝曰：愿闻藏府之胀形也[①]。岐伯曰：夫心胀者（此内证也，应藏府之内），烦心短气，卧不安。肺胀者，虚满而喘咳。肝胀者，胁下满而痛，引少腹[②]。脾胀者，善哕，四肢烦悗，体重，不能胜衣，卧不安。肾胀者，腹满引背，央央然，腰髀痛。六府胀，胃胀者，腹满，胃脘痛，鼻闻焦臭，妨于食，大便难。大肠胀者，肠鸣而痛濯濯，冬日重感于寒，则飧泄不化。小肠胀者，少腹䐜胀，引腰而痛。膀胱胀者，少腹满而气癃。三焦胀者，气满于皮肤中，轻轻然而不坚。胆胀者，胁下痛胀，口中苦，善太息。凡此诸胀者，其道在一，明知逆顺，针数不失。泻虚补实，神去其室，致邪失正，真不可定，粗之所败，谓之天[③]命。补虚泻实，神归其室，久塞其空，谓之良工（此内证治法）。黄帝曰：胀者焉生？何因而有（叙胀因，与前胀舍相照应）？岐伯曰：卫气之在身也，常然并脉循分肉，行有逆顺，阴阳相随，乃得天和，五藏更始，四时循序，五谷乃化。然后厥气在下，营卫留止，寒气逆上，真邪相攻，两气相搏，乃合为胀也（反正开合，动荡有致）。黄帝曰：善。何以解惑？岐伯曰：合之于真，三合而得。帝曰：善（顿住）。

夫子言[④]无问虚实，工在疾泻，近者一下，远者三下。

① 愿闻藏府之胀形也：赵本及无名氏本并作“愿闻胀形”。
② 少腹：赵本及无名氏本并作“小腹”。
③ 天：赵本及无名氏本并作“夭”，义长。
④ 夫子言：赵本及无名氏本并作“黄帝问于岐伯曰：胀论言”。

今有其三而不下者，其过焉在（遥承前文，申论治法之得失，先用单笔申疾泻之事）？岐伯对曰：此言陷于肉肓而中气穴者也。不中气穴，则气内闭；针不陷肓，则气不行，上越；中肉，则卫气相乱，阴阳相逐。其于胀也（更用双笔①缴足，兜裹完密），当泻不泻，气故不下，三而不下，必更其道，气下乃止，不下复始，可以万全，乌有殆者乎（以上申论外证治法）。其于胀也（以下申论内证治法），必审其胗，当泻则泻，当补则补，如鼓应桴，恶有不下者乎。胗，即“诊”也。“诊”，即“证”也。即指五藏六府之胀形也。

通篇俱以逆取势，不独起笔也，乍读似杂乱无次，细寻皆衔接而下，其清在骨，其雄在神。

五癃津液别第三十六

黄帝问于岐伯曰：水谷入于口（总提），输于肠胃，其液别为五（点题）。天寒衣薄，则为溺与气（分提）；天热衣厚，则为汗；悲哀气并，则为泣；中热胃缓，则为唾。邪气内逆，则气为之闭塞而不行，不行则为水胀，余知其然也，不知其何由生，愿闻其道。岐伯曰：水谷皆入于口，其味有五，各注其海，津液各走其道（先总叙，应上总提）。故三焦出气，以温肌肉，充皮肤，为其津（次分叙，应上分提）；其流而不行者，为液（先分别津液之体，再历叙其变，一气直下）。天暑衣厚则腠理开，故汗出，寒留于分肉之间，

① 双笔：指此段中两句“其于胀也”。

聚沫，则为痛。天寒则腠理闭，气湿不行，水下溜于膀胱，则为溺与气。五藏六府，心为之主，耳为之听，目为之候，肺为之相，肝为之将，脾为之卫，肾为之主外。故五藏六府之津液，尽上渗于目，心悲气并，则心系急，心系急，则肺举，肺举则液上溢。夫心系与肺，不能常举，乍上乍下，故咳而泣出矣。中热则胃中消谷，消谷则虫上下作，肠胃充郭，故胃缓，胃缓则气逆，故唾出。五谷之津液[①]，和合而为膏者（此即液也），内渗入于骨空，补益脑髓，而下流于阴股。阴阳不和，则使液溢而下流于阴，髓液皆减而下，下过度则虚，虚故腰背痛而胫酸。阴阳气道不通，四海塞闭，三焦不泻，津液不化，水谷并行[②]肠胃之中，别于回肠，留于下焦，不得渗膀胱，则下焦胀，水溢则为水胀，此津液五别之逆顺也。

一问一答，布局无奇，措词亦无甚精警处。

五癃五津之癃也，气之逆行曰厥，津之逆行曰癃。津液别者，津与液之质有五种之不同也。

五阅五使第三十七

黄帝问于岐伯曰：余闻刺有五阅[③]（点题，直起），以观五气。五气者，五藏之使也，五时之副也。愿闻其五使，

---

① 津液：无名氏本作“精液”，作“津液”义长。
② 行：无名氏本作“于”。
③ 五阅：此前赵本及无名氏本并有“五官”二字。

当安出（逼下）？岐伯曰：五官者（浑点五官），五藏之阅也。黄帝曰：愿闻其所出（再逼一笔），令可为常。岐伯曰：脉出于气口（以脉作衬），色见于明堂（点明堂，仍是浑说），五色更出，以应五时，各如其常，经气入藏，必当治里（二句上下不续）。黄帝曰：善。五色独决于明堂乎（再逼一笔）？岐伯曰：五官以辨，阙庭必张，乃立明堂（仍只说明堂，而未叙五色所出）。明堂广大，蕃蔽见外，方壁高基，引垂居外，五色乃治，平博广大，寿中百岁。见此者，刺之必已，如是之人者，血气有余，肌肉坚致，故可苦以针。

黄帝曰：愿闻五官（至此方入正面）。岐伯曰：鼻者肺之官也，目者肝之官也，口唇者脾之官也，舌者心之官也，耳者肾之官也。黄帝曰：以官何候（又停顿一笔，断续有致）？岐伯曰：以候五藏。故肺病者，喘息鼻张；肝病者，眦青；脾病者，唇黄；心病者，舌卷短，颧赤；肾病者，颧与颜黑（顿住）。

黄帝曰：五脉安出，五色安见（二句无着落），其常色殆者如何（推论不病而色常殆者，其形不全也，与次段遥接）？岐伯曰：五官不辨，阙庭不张，小其明堂，蕃蔽不见，又埤其墙，墙下无基，垂角去外，如是者，虽平常殆，况加疾哉。

黄帝曰：五色之见于明堂，以观五藏之气，左右高下，各有形乎（推论五色之形度，与三段遥接）？岐伯曰：府藏之在中也，各以次舍，左右上下，各如其度也（语意未完）。

步步搜楂①，节节展开，用笔有官止神行②之妙，但铸词不甚精湛耳。

五阅，五藏之外部也，即五官。五使，五藏之气化也，即五色。通篇注重在五官之五色，其明堂一层，前作陪笔，后作补笔，是文字烘托法。

逆顺肥瘦第三十八

黄帝问于岐伯曰：余闻针道于夫子，众多毕悉矣，夫子之道应若失，而据未有坚然者也，夫子之问学熟乎，将审察于物而心生之乎（开下两项）？言用针之应与失，未有确然先见之据也，而能无失者，此由于问学之熟乎，抑随时审物而心生之乎？下乃两答之也。岐伯曰：圣人之为道者（承问学），上合于天，下合于地，中合于人事，必有明法，以起度数，法式检押，乃后可传焉。故匠人不能释尺寸而意短长，废绳墨而起平直③也，工人不能置规而为员④，去矩而为方。知用此者，固自然之物（自然，即因物生心之义。束上即带趋下），

---

① 楂（zā 匝）：同揸。《康熙字典》：“楂，疑即揸、楂二字之伪。”揸，逼也。

② 官止神行：语出《庄子·养生主》：“方今之时，臣以神遇，而不以目视，官知止而神欲行，依天理，批大郤，导大窾因其固然。”王先谦注曰：“目方睹其迹，神已析其形。”

③ 平直：赵本作“平木”，无名氏本作“平水”，《太素·九针之二·刺法》作“水平”。作“平直”义长。

④ 员：赵本作“圆”。“员”与“圆”通。《易·系辞上》：“蓍之德圆而神。”《释文》：“圆本又作员。”《荀子·礼论》：“则不可欺以方圆。”《史记·礼书》圆作员。

易用之教，逆顺之常也。言此乃自然之事，易晓之说，针道得失之常也。

黄帝曰：愿闻自然奈何（承上起下，是过峡文字）？岐伯曰：临深决水，不用功力，而水可竭也。循掘决冲，而经可通也。此言气之滑涩，血之清浊，行之逆顺也（唱起下文）。此逆顺指气之来往，与上文异。

黄帝曰：愿闻人之白黑肥瘦小长（承审察于物，与前叙问学详略迥殊，是偏重于此也），各有数乎？岐伯曰：年质壮大，血气充盈，肤革坚固，因加以邪（此句贯下五条），刺此者，深而留之，此肥人也。广肩腋，项肉薄，厚皮而黑色，唇临临然，其血黑以浊，其气涩以迟，其为人也，贪于取与，刺此者，深而留之，多益其数也。黄帝曰：刺瘦人奈何？岐伯曰：瘦人者，皮薄色少，肉廉廉然，薄唇轻言，其血清气滑，易脱于气，易损于血，刺此者浅而疾之。黄帝曰：刺常人奈何？岐伯曰：视其白黑，各为调之。其端正敦厚者，其血气和调，刺此者无失常数也。黄帝曰：刺壮士真骨者奈何？岐伯曰：刺壮士真骨，坚肉缓节监监然，此人重则气涩血浊，刺此者深而留之，多益其数；劲则气滑血清，刺此者，浅而疾之。重骨，体厚重也。劲骨，体轻捷也。黄帝曰：刺婴儿奈何？岐伯曰：婴儿者，其肉脆血少气弱，刺此者，以豪针，浅刺而疾发针，日再可也。

黄帝曰：临深决水奈何（遥释前文，收束本节）？岐伯曰：血清气滑①，疾泻之则气竭焉。黄帝曰：循掘决冲奈何？岐伯曰：血浊气涩，疾泻之则经可通也（以上顶气血清浊滑涩）。

黄帝曰：脉行之逆顺奈何（以下顶行之逆顺）？岐伯曰：手之三阴，从藏走手；手之三阳，从手走头；足之三阳，从头走足；足之三阴，从足走腹（总叙六经）。黄帝曰：少阴之脉独下行（单辨少阴），何也？岐伯曰：不然。夫冲脉者，五藏六府之海也，五藏六府皆禀焉（仍关合②十二经）。其上者，出于颃颡，渗诸阳，灌诸精；其下者，注少阴之大络，出于气街，循阴股内廉，入腘中，伏行骭骨内，下至内踝之后属而别；属，所也，言内踝后之处所也。其下者，并于少阴之经，渗三阴；其前者，伏行出跗属，下循跗，入大指间，渗诸络而温肌肉。故别络结，则跗上不动，不动则厥，厥则寒矣。黄帝曰：何以明之？岐伯曰：五官③导之，"五官"二字误，据经意当是"循而"二字。切而验之，其非必动，非，邪气也。《经脉》曰："脉之卒然动者，皆邪气居之。"然后乃可明逆顺之行也（叫醒本节柱意）。

黄帝曰：窘乎哉圣人之为道也。明于日月，微于毫厘，其非夫子，孰能道之也。

此篇论刺法之逆顺，外视其人之肥瘦，内视经脉之行度也，法有

---

① 滑：赵本及无名氏本并作"浊"，上文云"气之滑涩，血之清浊"，此处作"滑"字为是。

② 关合：关联照应。

③ 五官：赵本及无名氏本并作"以言"，作"以言"是。

坚据，因人而施。篇法整齐，词旨清畅。

言针道所以无失者，由于问学之熟，而临诊又须审物生心也，两层串说。

血络论第三十九

黄帝曰：愿闻其奇邪而不在经者。岐伯曰：血络是也（点题响）。黄帝曰：刺血络而仆者，何也？血出而射者，何也？血少黑而浊者，何也？血出清而半为汁者，何也？发针而肿者，何也？血出若多若少而面色苍苍者，何也？发针而面色不变而烦悗者，何也？多出血而不动摇者，何也（分领下文，笔笔飞舞）？愿闻其故。岐伯曰：脉气盛而血虚者，刺之则脱气，脱气则仆。血气俱盛，而阴气多者，其血滑，刺之则射。阳气畜积，久留而不泻者，其血黑以浊，故不能射。新饮而液渗于络，而未合和于血也，故血出而汁别焉。其不新饮者，身中有水，久则为肿（多一笔）。阴气积于阳，其气因于络，故刺之血未出而气先行，故肿。阴阳之气，其新相得，而未和合，因而泻之，则阴阳俱脱，表里相离，故脱色而苍苍然。刺之血出多色不变而烦悗者，刺络而虚经（上文皆先叙后应，此条独先提后叙）。虚经之属于阴者，阴脱，故烦悗[①]（应烦悗）。阴阳相得，而合为痹者（此条独分两截应），此为内溢于经，外注于络，言阴阳不虚实相倾而病痹痛者，此其血多而内外俱壅也。如是者，阴

① 悗：无名氏本作“闷”。

阳俱有余，虽多出血，而弗能虚也（应色不变）。黄帝曰：相之奈何？岐伯曰：血脉者盛，坚横以赤，上下无常处，小者如针，大者如筋[①]（申释多血之验），则而泻之，万全也，故无失数矣，失数而反，反，即《胀论》所谓“必更其道”也。各如其度。黄帝曰：针入而肉著者，何也（另叙）？岐伯曰：热气因于针，则针热，热则肉著于针，故坚焉。

布局与《五癃津液别》同，而词旨修洁过之。末段叙不动摇，独用另笔，可悟行文断续之妙。

阴阳清浊第四十

黄帝曰：余闻十二经脉，以应十二经水者，其五色各异，清浊不同，人之血气若一（曲一笔，逼下），应之奈何？岐伯曰：人之血气，苟能若一（反顿一笔），则天下为一矣，恶有乱者乎。黄帝曰：余问一人，非天下之众[②]。岐伯曰：夫一人者，亦有乱气（纽合上下），天下之众，亦有乱人，其合为一耳。黄帝曰：愿闻人气之清浊（落到正面，昌下二节）。岐伯曰：受谷者浊，受气者清。清者注阴，浊者注阳。浊而清者上出于咽，清而浊者则下行。清浊相干，命曰乱气（顿住）。

黄帝曰：夫阴清而阳浊，浊者有清，清者有浊，清浊

---

① 筋：赵本及无名氏本并作“筯”，义长。筯（zhù，助），箸的异体字，筷子。

② 非天下之众：赵本及无名氏本“非”下并有“问”字。

别之奈何（申叙清浊之分行）？岐伯曰：气之大别，清者上注于肺，浊者下走于胃。胃之清气，上出于口；肺之浊气，下注于经，内积于海。黄帝曰：诸阳皆浊，何以浊甚[①]乎（申叙清浊之互行）？岐伯曰：手太阳独受阳之浊，手太阴独受阴之清，其清者上走空窍，其浊者下行诸经。诸阴皆清，足太阴独受其浊。

黄帝曰：治之奈何（以治法总束通篇）？岐伯曰：清者其气滑，浊者其气涩，此气之常也。故刺阴者深而留之，刺阳者浅而疾之，清浊相干者，以数调之也。

笔清而健，可谓雷霆走精锐，冰雪净聪明[②]。

① 何以浊甚：赵本及无名氏本“以”并作“阳”，作“阳”是。《灵枢讲义》认为“浊”乃“独”之误字。

② 雷霆走精锐，冰雪净聪明：原喻人明断兼优，此喻文章气势雄健又清晰明白。语出唐·杜甫诗《送樊二十三侍御赴汉中判官》：“坐知七曜历，手画三军势。冰雪净聪明，雷霆走精锐。”

卷　　七

阴阳系日月第四十一

黄帝曰：余闻天为阳，地为阴，日为阳，月为阴，其合之于人，奈何？岐伯曰：腰以上为天，腰以下为地，故天为阳，地为阴。故足之十二经脉，以应十二月，月生于水，故在下者为阴；手之十指，以应十日，日主火，故在上者为阳（提清头绪）。黄帝曰：合之于脉奈何（接叙应十二经脉）？岐伯曰：寅者正月之生阳也，主左足之少阳；未者六月，主右足之少阳。卯者二月，主左足之太阳；午者五月，主右足之太阳。辰者三月，主左足之阳明；巳者四月，主右足之阳明。此两阳合于前，故曰阳明。申者七月之生阴也，主右足之少阴；丑者十二月，主左足之少阴。酉者八月，主右足之太阴；子者十一月，主左足之太阴。戌者九月，主右足之厥阴；亥者十月，主左足之厥阴。此两阴交尽，故曰厥阴（支对整齐）。甲主左手之少阳（接叙应十指），己主右手之少阳。乙主左手之太阳，戊主右手之太阳。丙主左手之阳明，丁主右手之阳明。此两火并合，故为阳明。庚主右手之少阴，癸主左手之少阴。辛主右手之太阴，壬主左手之太阴。故足之阳者，阴中之少阳也；足之阴者，阴中之太阴也。手之阳者，阳中之太阳也；手之阴者，阳中之少阴也（总束上文）。腰以上者为阳，腰以下者为阴（带叙身之阴阳）。其于五藏也，心为阳中之太阳，肺为阳中之少阴，肝为阴中之少阳，脾为阴中之至阴，肾为阴中之太阴（带叙藏之阴阳）。

黄帝曰：以治奈何（接叙治法）？岐伯曰：正月二月三月，人气在左，无刺左足之阳；四月五月六月，人气在右，无刺右足之阳。七月八月九月，人气在右，无刺右足之阴；十月十一月十二月，人气在左，无刺左足之阴。黄帝曰：五行以东方甲乙木王春①，春者苍色，主肝，肝者足厥阴也。今乃以甲为左手之少阳，不合于数，何也（申辨阴阳不合于数，通篇皆板，得此便活）？岐伯曰：此天地之阴阳也，非四时五行之以次行也（叫醒）。且夫阴阳者，有名而无形，故数之可十，离之可百，散之可千，推之可万，此之谓也。

此篇之义，今无可考，而笔自清利②可喜。

病传第四十二

黄帝曰：余受九针于夫子（以泛论起），而私览于诸方，或有导引行气乔乔，即“跻”字。摩灸熨刺焫饮药之一者，诸方之书，各明其一法也。可独守耶？将尽行之乎？岐伯曰：

① 东方甲乙木王春：无名氏本作“东方为甲乙木主春”。

② 清利：清晰利落，清楚明白。语出晋·陆云《与兄平原书》：“《丞相赞》云‘披结散纷’，辞中原不清利。”

诸方者，众人之方也，非一人之所尽行也。黄帝曰：此乃所谓守一勿失万物毕者也（轻束一笔，撇过闲文，落到正义）。今余已闻阴阳之要，虚实之理，倾移之过，可治之属（用开合之笔入题），愿闻病之变化（到题），淫传绝败，而不可治者，可得闻乎？

岐伯曰：要乎哉问（撑开）。道昭乎其如日醒[①]，窘乎其如夜瞑，能被而服之，神与俱成，毕将服之，神自得之，生神之理，可著于竹帛，不可传于子孙。黄帝曰：何谓日醒？岐伯曰：明于阴阳，如惑之解，如醉之醒。黄帝曰：何谓夜瞑？岐伯曰：瘖乎其无声，漠乎其无形，是故[②]折毛发理，正气横倾（合到题旨），淫邪泮衍，血脉传溜，大气入藏，腹痛下淫，可以致死，不可以致生（以上总发，以下分叙）。

黄帝曰：大气入藏奈何（急下）？岐伯曰：病先发于心，一日而之肺，三日而之肝，五日而之脾，三日不已，死，冬夜半，夏日中。病先发于肺，三日而之肝，一日而之脾，五日而之胃，十日不已，死，冬日入，夏日出。病先发于肝，三日而之脾，五日而之胃，三日而之肾，三日不已，死，冬日入，夏蚤食。病先发于脾，一日而之胃，二日而之肾，三日而之膂膀胱，十日不已，死，冬人定，夏晏食。病先发于胃，五日而之肾，三日而之膂膀胱，五

① 日醒：无名氏本作“且醒”，作“日醒”义长，下同。
② 是故：赵本及无名氏本并无此二字。

日而上之心，二日不已，死，冬夜半，夏日昳。病先发于肾，三日而之膂膀胱，三日而上之心，三日而之小肠，三日不已，死，冬大晨，夏晏[①]晡。病先发于膀胱，五日而之肾，一日而之小肠，一日而之心，二日不已，死，冬鸡鸣，夏下晡。诸病以次相传如是者（总束），皆有死期，不可刺也。间一藏及二三四藏者，乃可刺（用反笔，收劲）。

布局运笔，缓急得宜，操纵有力。

淫邪发梦第四十三

黄帝曰：愿闻淫邪泮衍（承上篇起），奈何？岐伯曰：正邪从外袭内（从病源说入，高据题巅），而未有定舍，反淫于藏，不得定处，与营卫俱行，而与魂魄飞扬，使人卧不得安而喜梦（到题）。气淫于府，则有余于外，不足于内；气淫于藏，则有余于内，不足于外（分领下文）。黄帝曰：有余不足有形乎？岐伯曰：阴气盛则梦涉大水而恐惧，阳气盛则梦大火而燔焫，阴阳俱盛则梦相杀。上盛则梦飞，下盛则梦堕。甚饥则梦取，甚饱则梦予。肝气盛则梦怒，肺气盛则梦恐惧哭泣飞扬，心气盛则梦善笑恐畏，脾气盛则梦歌乐，身体重不举，肾气盛则梦腰脊两解不属。凡此十二盛者，至而泻之，立已。

① 晏：赵本及无名氏本并作“早”。据《素问·标本病传论》曰：“肾病，少腹腰脊痛，箭酸。三日背胆筋痛，小便闭，三日腹胀，三日两胁支痛，三日不已，死，冬大晨，夏晏晡。”作“晏”似是。

厥气客于心，则梦见邱[1]山烟火。客于肺，则梦飞扬，见金铁之奇物。客于肝，则梦山林树木。客于脾，则梦见邱陵大泽，坏屋风雨。客于肾，则梦临渊，没居水中。客于膀胱，则梦游行。客于胃，则梦饮食。客于大肠，则梦田野。客于小肠，则梦聚邑冲衢。客于胆，则梦斗讼自刭。客于阴器，则梦接内。客于项，则梦斩首。客于胫，则梦行走而不能前，及居深地窌苑中。客于股肱，则梦礼节拜起。客于胞脏，则梦溲[2]便。凡此十五不足者，至而补之，立已也（加“也”字）。

布局如时文之两大比者，每比中又各有十二排、十五排，所谓大阵包小阵、大营包小营也。文势如怒潮涌上，千夫辟易③。

顺气一日分为四时第四十四

黄帝曰：夫百病之所始生者，必起于燥湿寒暑风雨阴阳喜怒饮食居处，气合而有形，得藏而有名（精金百炼之句），余知其然也（撇一笔）。夫百病者，多以旦慧昼安夕加夜甚，何也（入题，领下笔，如苍鹰下击）？岐伯曰：四时之气使然（先点四时）。黄帝曰：愿闻四时之气。岐伯曰：春生夏长，秋收冬藏，是气之常也，人亦应之，以一日分为

① 邱：赵本及无名氏本并作“丘”，“邱”通“丘”，下同。《诗·小雅》：“止于丘隅。”《礼记·大学》引“丘“作”邱“。《礼记·月令》：“茔丘垄之大小高卑。”《淮南子·量则》中“丘”作“邱”。

② 溲：无名氏本作“泄”。

③ 辟易：惊退也。

四时（再点一日），朝则为春，日中为夏，日入为秋，夜半为冬。朝则人气始生（再点人气，层次井井），病气衰，故旦慧；日中人气长，长则胜邪，故安；夕则人气始衰，邪气始生，故加；夜半人气入藏，邪气独居于身，故甚也。黄帝曰：其时有反者何也（翻进一笔，以尽其变而足其理）？岐伯曰：是不应四时之气，藏独主其病者，是必以藏气之所不胜时者甚，以其所胜时者起也（先交代四时，再提出藏字，笔阵横扫千人军）。黄帝曰：治之奈何（随手拖到治法，仍不离"时"字）？岐伯曰：顺天之时，而病可与期，顺者为工，逆者为粗。

黄帝曰：善。余闻刺有五变，以主五输，愿闻其数（以下畅叙治法，分四节，总带定"时"字）。岐伯曰：人有五藏，五藏有五变，五变有五输，故五五二十五输，以应五时。黄帝曰：愿闻五变。岐伯曰：肝为牡藏，其色青，其时春，其音角，其味酸，其日甲乙。心为牡藏，其色赤，其时夏，其日丙丁，其音徵，其味苦。脾为牝藏，其色黄，其时长夏，其日戊己，其音宫，其味甘。肺为牝藏，其色白，其音商，其时秋，其日庚辛，其味辛。肾为牝藏，其色黑，其时冬，其日壬癸，其音羽，其味咸。是为五变（以上叙五变）。黄帝曰：以主五输奈何？岐伯曰[①]：藏主冬，冬刺井；色主春，春刺荥；时主夏，夏刺输；音主

① 岐伯曰：赵本及无名氏本并无此三字。

长夏，长夏刺经；味主秋，秋刺合。是谓五变，以主五输（以上叙五输，从上节蝉联而下。以下二节皆申发上节之义）。黄帝曰：诸原安合，以致六输（此推论六府之原所合，是补叙上文未尽之事也）？岐伯曰：原独不应五时，以经合之，以应其数，故六六三十六输。黄帝曰：何谓藏主冬，时主夏，音主长夏，味主秋，色主春（此申论五输主时之义，是诠释上文未明之理也）？愿闻其故。岐伯曰：病在藏者，取之井；病变于色者，取之荥；病时间时甚者，取之输；病变于音者，取之经；经[①]满而血者，病在胃及以饮食不节得病者，取之于合，故命曰味主合。是谓五变也。

先将本题正面叙毕，即从“时”字折出“藏”字，以下“藏”、“时”合发，穷原竟委，五花八门，有风樯阵马之势。

外揣第四十五

黄帝曰：余闻九针九篇，余亲授其词[②]，颇得其意。夫九针者，始于一而终于九，然未得其要道也。夫九针者，小之则无内，大之则无外，深不可为下，高不可为盖，恍惚无穷，流溢无极，余知其合于天道人事四时之变也，然余愿杂之毫毛，浑束为一，可乎？岐伯曰：明乎哉问也。非独针道焉，夫治国亦然。黄帝曰：余愿闻针道，

① 经：《甲乙经·五藏变输第二》曰：“一作络。”《千金方》卷十七第一作“结”。

② 词：赵本及无名氏本并作“调”。

非国事也。岐伯曰：夫治国者，夫惟道焉，非道何可小大深浅，杂合为一乎？黄帝曰：愿卒闻之。岐伯曰：日与月焉，水与镜焉，鼓与响焉。夫日月之明，不失其影；水镜之察，不失其形；鼓响之应，不后其声。动摇则应和，尽得其情。黄帝曰：窘乎哉！昭昭之明不可蔽，其不可蔽，不失阴阳也。合而察之，切而验之，见而得之，若清水明镜之不失其形也。五音不彰，五色不明，五藏波荡，若是，则外内相袭，若鼓之应桴，响之应声，影之似形。故远者司外揣内，近者司内揣外。是谓阴阳之极，天地之盖。请藏之灵兰之室，弗敢使泄也。

笔机清利，而理无发明，但极称针法之神妙耳。

五变第四十六

黄帝问于少俞曰：余闻百疾之始起[①]也，必生于风雨寒暑，循毫毛而入腠理（总提），或复还（分提），或留止，或为风肿汗出，或为消瘅，或为寒热，或为留痹，或为积聚，奇邪淫溢，不可胜数，愿闻其故。夫同时得病（宕跌生姿），或病此，或病彼，意者天之为人生风乎（语妙解颐[②]），何其异也？少俞曰：夫天之风[③]者，非以私百姓也，其行公平正直，犯者得之，避者得无，殆非求人，而人自犯之

---

① 起：赵本及无名氏本并作“期”，作“起”义长。

② 解颐：开口笑也。《汉书·匡衡传》：“匡说诗，解人颐。”如淳注曰：“使人笑不能止也。”

③ 风：此前赵本及无名氏本并有“生”字，疑脱。

（轻轻一顿）。黄帝曰：一时遇风，同时得病（再逼一笔），其病各异，愿闻其故。少俞曰：善乎哉问！请论以比匠人（推开以展其局，笔致曲折蜿蜒）。匠人磨斧斤砺刀，削斲材木。木之阴阳，尚有坚脆，坚者不入，脆者皮弛，至其交节，而缺斤斧焉。夫一木之中，坚脆不同，坚者则刚，脆者易伤，况其材木之不同，皮之厚薄，汁之多少，而各异邪。夫木之早花先生叶者，遇春霜烈风，则花落而叶萎。久曝大旱，则脆木薄皮者，枝条汁少而叶萎。久阴淫雨，则薄皮多汁者，皮溃而漉。卒风暴起，则刚脆之木，枝折杌伤。杌，通"蘖"字。秋霜疾风，则刚脆之木，根摇而叶落。凡此五者，各有所伤，况于人乎（先轻轻落到人上）。黄帝曰：以人应木奈何？少俞答曰：木之所伤也（再以开合，坐实"人"字，便见局度大方），皆伤其枝，枝之刚脆而坚，未成伤也。人之有常病也，亦因其骨节皮肤腠理之不坚固者（长剑倚天），邪之所舍也，故常为病也。黄帝曰：人之善病风厥漉汗者（分叙），何以候之？少俞答曰：肉不坚，腠理疏，则善病风。黄帝曰：何以候肉之不坚也（每条皆叙出外候，事理既备而文气亦厚）？少俞答曰：䐃肉不坚而无分理者粗理，粗理而皮不致者腠理疏，此言其浑然者。黄帝曰：人之善病消瘅者，何以候之？少俞答曰：五藏皆柔弱者，善病消瘅。黄帝曰：何以知五藏之柔弱也？少俞答曰：夫柔弱者，必有刚强，刚强多怒，柔者易伤也。此言藏气之相凌也。黄帝曰：何以候柔弱之与刚强？少俞答曰：此人薄皮肤而目坚固以深者，长冲直扬，其心刚，刚则多怒，怒则气上逆，胸中畜积，血气逆留，髋皮充肌，血脉不行，转而为热，热则消肌肤，故为消瘅，此言其人暴刚而肌肉弱者也。黄帝曰：人之善病寒热者，何以候之？少俞答曰：小骨弱肉者，据下文此句缺色字一层。善病寒热。黄帝曰：何以候骨之小大，肉之坚脆，色之不一也？少俞答曰：颧骨者，骨之本也，颧大则骨大，颧小则骨小；皮肤薄而其肉无䐃，其臂懦懦然；其地色殆然，不与其天同色，污然独异，此其候也。然后臂薄者，其髓不满，故善病寒热也。地，地阁①也。天，天庭也。然后，犹而，又也。寒热，王冰云：疟也。据此可知疟邪之源流与治法矣。黄帝曰：何以候人之善病痹者？少俞答曰：粗理而肉不坚者，善病痹。黄帝曰：痹之高下有处乎？少俞答曰：欲知其高下者，各视其部。详后《五色》篇中。黄帝曰：人之善病肠中积聚者，何以候之？少俞答曰：皮肤薄而不泽，肉不坚而淖泽，如此肠胃恶，恶则邪气留止，积聚乃伤，脾胃之间，寒温不次，邪气稍至，蓄积留止，大聚乃起。积聚多在胃、小肠之外络，由内伤饮食，外感寒湿，表里相迫，血气以凝也。凡暑天形劳，大渴饮冷，最易成积，以内血沸腾，得冷乍遏故也。黄帝曰：余闻病形，已知之矣，愿闻其时（从“形”字推出“时”字作结）。少俞答曰：先立其年，以知其时，时高则起，时下则殆，

① 地阁：下颚也。

高下，面骨之满陷也。此即风鉴家面部分年之事也。**虽不陷下，当年有冲通，其病必起**，冲通，流年①克犯生命也。此即星命家干支生克之事也。先立其年，谓先立其人之生年也。**是谓因形而生病**（兜裹完密，滴水不漏），**五变之纪也**（点题）。

专以形之坚脆论人之病，反复详明，气充词沛。结笔推出“时”字，仍归到“形”字，笔力尤见遒劲。

本藏第四十七

黄帝问于岐伯曰：人之血气精神者，所以奉生而周于性命者也（总提一笔）。经脉者（分提），所以行血气，而营阴阳，濡筋骨，利关节者也。卫气者，所以温分肉，充皮肤，肥腠理，司关阖者也。志意者，所以御精神，收魂魄，适寒温，和喜怒者也（开局宏敞，为全书之最）。是故血和则经脉流行，营覆阴阳，筋骨劲强，关节清利矣。卫气和则分肉解利，皮肤调柔，腠理致密矣。志意和则精神专直，魂魄不散，恚②怒不起，五藏不受邪矣。寒温和则六府化谷，风痹不作，经脉通利，肢节得安矣（再接再厉，云垂海立）。此人之常平也。五藏者，所以藏精神血气魂魄者

① 冲通，流年：冲，十二支相当者，如子午、卯酉为相冲。流年，一年所行之运。谓根据人的出生年支，若与当年的年支相冲，则病生。《灵枢识》曰：“运气之说，昉于唐以后，乃不可以彼解此，必别有义之所存。”《灵枢讲义》曰：“立年知时，即《阴阳廿五人篇》年加、年忌，《岁露论篇》年之盛衰，月之满空，时之和否，三虚三实，并此之谓。”可参。

② 恚：赵本及无名氏本并作“悔”。

也。六府者，所以化水谷而行津液者也。此人之所以具受于天也，无愚智贤不肖，无以相倚[①]也（顿足上文，淋漓酣畅）。然有其独尽天寿，而无邪僻之病，百年不衰，虽犯风雨卒寒大暑，犹有弗能害也，有其不离屏蔽室内，无怵惕之恐，然犹不免于病，何也（折入正意，以起下文）？愿闻其故。岐伯曰[②]：窘乎哉问也！五藏者，所以参天地副阴阳而运[③]四时化五节者也。五藏者，故有小大高下坚脆端正偏倾者，六府亦有小大长短厚薄结直缓急（领清通篇头绪）。凡此二十五者，各不同，或善或恶，或吉或凶，请言其方（顿住）。

心小（分叙。先叙其病，后叙外候，作逆入之势，便不平板），则安，邪弗能伤，易伤以忧；心大，则忧不能伤，易伤于邪。心高，则满于肺中，悗而善忘，难开以言；心下，则藏外，易伤于寒，易恐以言。心坚，则藏安守固；心脆，则善病消瘅热中。心端正，则和利难伤；心偏倾，则操持不一，无守司也。

肺小，则少饮，不病喘喝；肺大，则多饮，善病胸痹，喉痹逆气。肺高，则上气肩息咳；肺下，则居贲迫

---

① 无愚智贤不肖，无以相倚：《太素·藏府之一·五藏命分》作“愚智贤不肖，毋以相倚”。

② 岐伯曰：赵本及无名氏本“岐伯”后并有“对”字。

③ 运：赵本及无名氏本并作“连”。《类经·藏象类·二十八本藏二十五变》曰：“连，通也”，作“连”义长。

肝，善胁下痛。肺坚，则不病咳上气；肺脆，则苦[1]病消瘅，易伤。肺端正，则和利难伤；肺偏倾，则胸偏痛也。

肝小，则藏安，无胁下之病；肝大，则逼胃迫咽，则苦膈中且胁下痛。肝高，则上支贲，切胁，悗为息贲；肝下，则逼胃，胁下空，胁下空，则易受邪。肝坚，则藏安难伤；肝脆，则善病消瘅，易伤。肝端正，则和利难伤；肝偏倾，则胁下痛也。

脾小，则藏安，难伤于邪也；脾大，则苦凑䏚而痛，不能疾行。脾高，则䏚引季胁而痛；脾下，则下加于大肠，下加于大肠，则藏苦受邪。脾坚，则藏安难伤；脾脆，则善病消瘅，易伤。脾端正，则和利难伤；脾偏倾，则善满善胀也。

肾小，则藏安难伤；肾大，则善病腰痛，不可以俯仰，易伤以邪。肾高，则苦背膂痛，不可以俯仰；肾下，则腰尻痛，不可以俯仰，为狐疝。肾坚，则不病腰背痛；肾脆，则苦病消瘅，易伤。肾端正，则和利难伤；肾偏倾，则苦腰尻痛也。凡此二十五变者，人之所苦常病也（轻锁一笔）。

黄帝曰：何以知其然也（急下）？岐伯曰：赤色，小理者心小，粗理者心大；无髑骬者心高，髑骬小短举者心下；髑骬长者心下坚，髑骬弱小以薄者心脆；髑骬直下不举者

---

① 苦：赵本作“善”。

心端正，髑骬倚一方者心偏倾也。

白色，小理者肺小，粗理者肺大；巨肩反膺陷喉者肺高，合腋张胁者肺下；好肩背厚者肺坚，肩背薄者肺脆；背膺厚者肺端正，胁偏疏者肺偏倾也。

青色，小理者肝小，粗理者肝大；广胸反骹者肝高，合胁兔骹者肝下；胸胁好者肝坚，胁骨弱者肝脆；膺腹好相得者肝端正，胁骨偏举者肝偏倾也。

黄色，小理者脾小，粗理者脾大；揭唇者脾高，唇下纵者脾下；唇坚者脾坚，唇大而不坚者脾脆；唇上下好者脾端正，唇偏举者脾偏倾也。

黑色，小理者肾小，粗理者肾大；高耳者肾高，耳后陷者肾下；耳坚者肾坚，耳薄不坚者肾脆；耳好前居牙车者，肾端正，耳偏高者肾偏倾也。凡此诸变者，持则安，减则病也（又轻锁一笔，顿住）。

帝曰：善。然非余之所问也（不径接五藏总论，忽用撇笔作一曲势，博大之中饶风韵）。愿闻人之有不可病者，至尽天寿，虽有深忧大恐，怵惕之志，犹不能减也，甚寒大热，不能伤也，其有不离屏蔽室内，又无怵惕之恐，然不免于病者（复述前文，愈雷同愈妙，将前路堆垛尽播弄于空中），何也？愿闻其故。岐伯曰：五藏六府邪之舍也，请言其故。

五藏皆小者，少病，苦燋心，大愁忧；五藏皆大者，缓于事，难使以忧；五藏皆高者，好高举措；五藏皆下者，好出人下；五藏皆坚者，无病；五藏皆脆者，不离于病；五藏皆端正者，和利得人心；五藏皆偏倾者，邪心而善盗，不可以为人平，反复言语也（总论一番，以束前半篇，滴滴归源，使前文之义愈醒）。

黄帝曰：愿闻六府之应（另提）。岐伯答曰：肺合大肠，大肠者，皮其应（从藏卸到府，中权托要。五藏先叙病后叙外应，六府先叙外应后叙病，隐寓顺逆回环之致）。心合小肠，小肠者，脉其应。肝合胆，胆者，筋其应。脾合胃，胃者，肉其应。肾合三焦膀胱，三焦膀胱者，腠理毫毛其应（以上提纲）。

黄帝曰：应之奈何（急下）？岐伯曰：肺应皮（紧跟上文，分叙）。皮厚者大肠厚，皮薄者大肠薄。皮缓腹裹大者大肠大而长，皮急者大肠急而短。皮滑者大肠直，皮肉不相离者大肠结。

心应脉。皮厚者脉厚，脉厚者小肠厚；皮薄者脉薄，脉薄者小肠薄。皮缓者脉缓，脉缓者小肠大而长；皮薄而脉冲小者，小肠小而短。诸阳经脉皆多纡屈者，小肠结。

脾应肉。肉䐃坚大者胃厚，肉䐃么[①]者胃薄。肉䐃小而么者胃不坚；肉䐃不称身者胃下，胃下者下管约不利。肉䐃不坚者胃缓，肉䐃无小裹累[②]者胃急。肉䐃多小裹累[③]

① 么：细也。

② 小裹累：赵本及无名氏本“裹”并作“裹”，误。《太素·藏府之一·藏府应候》“裹”作“果”。杨上善注曰：“果，音颗，谓肉无小颗段连累。”

③ 小裹累：赵本及无名氏本并作“少裹累”，作“小裹累”是。

者胃结，胃结者上管约不利也。

肝应爪。爪厚色黄者胆厚，爪薄色红者胆薄。爪坚色青者胆急，爪濡色赤者胆缓。爪直色白无约者胆直，爪恶色黑多纹者胆结也。

肾应骨。密理厚皮者三焦膀胱厚，粗理薄皮者三焦膀胱薄。疏腠理者三焦膀胱缓，皮急而无毫毛者三焦膀胱急。毫毛美而粗者三焦膀胱直，稀毫毛者三焦膀胱结也。黄帝曰：厚薄美恶皆有形，愿闻其所病。岐伯答曰：视其外应，以知其内藏，则知所病矣（叙病忽用浑括之笔，余味曲包）。起极宏敞，结极涵蓄。

起节词义精湛，入后头绪极繁，而驭之以整，云垂海立，气象万千，其篇法词藻均极可观，如大将登坛，千军万马中，自有羽扇纶巾之度。

卷　八

禁服第四十八《经脉》篇引作《禁脉》。

雷公问于黄帝曰：细子得受业，通于九针六十篇，旦暮勤服之，近者编绝，久者简垢，然尚讽诵弗置，未尽解于意矣。外揣言浑束为一（提明全篇大旨），未知所谓也。夫大则无外，小则无内，大小无极，高下无度，束之奈何？士之才力，或有厚薄，智虑褊浅，不能博大深奥，自强于学若细子，细子恐其散于后世，绝于子孙，敢问约之奈何？黄帝曰：善乎哉问也！此先师之所禁（点“禁”字），坐私传之也，割臂歃血之盟也，子若欲得之，何不斋乎。雷公再拜而起曰：谨闻命于是也。乃斋宿三日而请曰：敢问今日正阳，细子愿以受盟。黄帝乃与俱入斋室，割臂歃血，黄帝亲祝曰：今日正阳，歃血传方，有敢背此言者，反受其殃。雷公再拜曰：细子受之。黄帝乃左握其手，右授之书，曰：慎之慎之，吾为子言之（一路纡回至此，愈逼愈紧）。

凡刺之理，经脉为始（点“脉”字，仍远远说来），营其所行，知其度量，内刺五藏，外刺六府，审察卫气，为百病母，调诸虚实，虚实乃止，泻其血络，血尽不殆矣。雷公曰：此皆细子之所以通，未知其所约也（跌到本旨）。

黄帝曰：夫约方者，犹约囊也，囊满而弗约，则输泄（仍用数折而始趋下），方成弗约，则神与弗俱。雷公曰：愿为下材者，勿满而约之。黄帝曰：未满而知约之，以为工，不可以为天下师。雷公曰：愿闻为工（开下）。

黄帝曰：寸口主中，人迎主外，两者相应，俱往俱来，若引绳，大小齐等。春夏人迎微大，秋冬寸口微大，如是者，名曰平人。

人迎大一倍于寸口，病在足少阳，一倍而躁，在手少阳。人迎二倍，病在足太阳，二倍而躁，病在手太阳。人迎三倍，病在足阳明，三倍而躁，病在手阳明。盛则为热，虚则为寒，紧则为痛痹，代则乍甚乍间。盛则泻之，虚则补之，紧痛则取之分肉，代则取血络，具[①]饮药，陷下则灸之，不盛不虚，以经取之，名曰经刺。人迎四倍者，且大且数，名曰溢阳，溢阳为外格，死不治。必审按其本末，察其寒热，以验其藏府之病。寸口大于人迎一倍，病在足厥阴，一倍而躁，在手心主。寸口二倍，病在足少阴，二倍而躁，在手少阴。寸口三倍，病在足太阴，三倍而躁，在手太阴。盛则胀满、寒中、食不化，虚则热中、出糜、少气、溺色变，紧则痛痹，代则乍痛乍止。盛则泻之，虚则补之，紧则先刺而后灸之，代则取血络而后调之，陷下则徒灸之，陷下者，脉血结于中，中有著血，

① 具：赵本作“且”，义长。

血寒，故宜灸之，不盛不虚，以经取之。寸口四倍者，名曰内关，内关者，且大且数，死不治。必审察其本末之寒温，以验其藏府之病，通其营输，乃可传于大数。

大数曰（总释前文作结，即从大数接下，断续无迹）：盛则徒泻之，虚则徒补之，紧则灸刺，且饮药，陷下则徒灸之，不盛不虚，以经取之。所谓经治者，饮药，亦曰灸刺。脉急则引，脉大以弱，则欲安静，用力无劳也。

前路纡徐①，后路整肃，极奔放又极谨严，字里行间具阴阳开合之妙。

此篇约万病诊治之法于人迎寸口，惜今失传不能用也。合《难经》覆溢、关格之义参之，人迎似关前，寸口似即关后，其以大小倍数分三阴三阳，当是浮中沉之事也，恨无明文可证之。

五色第四十九

雷公问于黄帝曰：五色独决于明堂乎（直起）？小子未知其所谓也。黄帝曰：明堂者，鼻也。阙者，眉间也。庭者，颜也。蕃者，颊侧也。蔽者，耳门也（叙面部分名之大概）。其间欲方大，去之十步，皆见于外，如是者，寿必中百岁。雷公曰：五官之辨奈何？黄帝曰：明堂骨高以起，平以直，五藏次于中央，六府挟其两侧，首面上于阙庭，王宫在于下极，五藏安于胸中（叙面部藏府分次之大概），真色以致，病色不见，明堂润泽以清，五官恶得无辨乎。雷

① 纡徐：谓文辞委婉舒缓。

公曰：其不辨者，可得闻乎？黄帝曰：五色之见也，各出其色部。部骨陷者，必不免于病矣。其色部乘袭者，虽病甚，不死矣（叙五色吉凶之大概）。雷公曰：官五色，奈何？黄帝曰：青黑为痛，黄赤为热，白为寒（叙五色主病之大概），是谓五官。雷公曰：病之益甚（承上"病"字发挥），与其方衰，如何？黄帝曰：外内皆在焉（总挈一句）。切其脉口（此诊脉口人迎以辨病之间甚也，是暗笔）滑小紧以沉者，病益甚，在中；人迎气大紧以浮者，其病益甚，在外。其脉口浮滑者，病日进；人迎沉而滑者，病日损。其脉口滑以沉者，病日进，在内；其人迎脉滑盛以浮者，其病日进，在外。脉之浮沉，及人迎与寸口气小大等者，病难已。病之在藏，沉而大者易已，小为逆；病在府，浮而大者，其病易已。人迎盛坚者伤于寒，气口甚①坚者伤于食。

雷公曰：以色言病之间甚，奈何？黄帝曰：其色（此分色与部以辨病之间甚也，是正笔）粗以明，沉夭者为甚；其色上行者，病益甚；其色下行，如云彻散者，病方已（以上分色，以下分部）。五色，各有藏部，有外部，有内部也。色从外部走内部者，其病从外走内；其色从内走外者，其病从内走外。病生于内者，先治其阴，后治其阳，反者益甚；其病生于阳者，先治其外，后治其内，反者益甚。其脉滑大以代而长者，病从外来，目有所见，志有所恶，此

① 甚：赵本及无名氏本并作"盛"，义长。

阳气之并也，可变而已。变，谓移精变气也。雷公曰：小子闻风者，百病之始也，厥逆者，寒湿之起也（申辨风厥主病之色，是承“阳气之并”来），别之奈何？黄帝曰：当[1]候阙中，薄泽为风，冲浊为痹，在地为厥，此其常也，各以其色言其病。

雷公曰：人不病卒死（申辨卒死之脉，又是承风厥来而推类言之也。此一节只是补发上节余义），何以知之？黄帝曰：大气入于藏府者，不病而卒死矣。雷公曰：病小愈而卒死者，何以知之？黄帝曰：赤色出两颧，大如母指者，病虽小愈，必卒死。黑色出于庭，大如母指，必不病而卒死。雷公再拜曰：善哉！其死有期乎？黄帝曰：察色以言其时。以上为前半篇，论色论部论病论死，大义已晰，下文乃申释之耳。

雷公曰：善乎！愿卒闻之（语气似顺下，而义实复提，从头申叙也）。黄帝曰：庭者（申叙面部），首面也。阙上者，咽喉也。阙中者，肺也。下极者，心也。直下者，肝也。肝左者，胆也。下者，脾也。方上者，胃也。下，谓面王，即鼻准也。方上，谓正当鼻准之上，即准上低扼之处，凡胃气虚陷者，其处必低陷可征也。“方”义与前《本输》篇“大陵，掌后两骨之间，方下者也”义相同，旧以为迎香者，失之。中央者，大肠也。挟大肠者，肾也。当肾者，脐也。面王以上者，小肠也。面王以下者，膀胱子处也。颧者，肩也。颧后者，臂

---

① 当：赵本及无名氏本并作“常”。

也。臂下者，手也。目内眦上者，膺乳也。挟绳而上者，背也。循牙车以下者，股也。中央者，膝也。膝以下者，胫也。当胫以下者，足也。巨分者，股里也。巨屈者，膝膑也。此五藏六府肢节之部也（勒住），各有部分，有阴阳[①]（从部分说到主病）。用阴和阳，用阳和阴，当明部分，万举万当。能别左右，是谓大道。男女异位，故曰阴阳。审察泽夭，谓之良工。沉浊为内，浮泽为外，黄赤为风，青黑为痛，白为寒，黄而膏润为脓，赤甚者为血，痛甚为挛，寒甚为皮不仁。五色各见其部，察其浮沉，以知浅深，察其泽夭，以观成败，察其散抟[②]，以知远近，视色上下，以知病处，积神于心，以知往今。故相气不微，不知是非，属意勿去，乃知新故。色明不粗，沉夭为甚。不明不泽，其病不甚。其色散，驹驹然未有聚，其病散而气痛，聚未成也（略顿）。肾乘心，心先病，肾为应，色皆如是（提起，以领下文）。男子色（分男女言之）色，黑色也，跟肾乘心说来。在于面王，为小腹痛，下为卵痛，其圜直为茎痛，高为本，下为首，狐疝㿉阴之属也。女子在于面王，为膀胱子处之病，散为痛，抟②为聚，方员左右，各如其色形。其随而下至胝，为淫。有润如膏状，为暴食不洁。左为左，右为右，其色有邪，聚散而不端，面色所指者也。色者，青黑赤白黄，皆端满，有别乡。别乡赤者，其

① 阴阳：赵本及无名氏本并作"部分"，作"阴阳"义长。
② 抟：原作"搏"，据无名氏本改。

色赤①，大如榆荚，在面王，为不月②。其色上锐首空，上向；下锐，下向；在左右，如法。以五色命藏，青为肝，赤为心，白为肺，黄为脾，黑为肾，肝合筋，心合脉，肺合皮，脾合肉，肾合骨也（随手整理通篇大旨作结）。以上二节为后半篇，详列面色之部，详叙察色之法，皆申释前半篇之义，其词繁不杀，看似芜杂，而实句句皆指点神情。

头绪既繁，布局亦散，然细审其宾主轻重之理，断续脱卸之法，自觉起伏奇正③，步步相生，中间有正叙，有带叙，有补叙，有插叙，忽分忽合，忽即忽离，官止神行，极行文变化之能事。

论勇第五十

黄帝问于少俞曰：有人于此，并行并立，其年之长少等也，衣之厚薄均也，卒然遇烈风暴雨（文亦如烈风暴雨），或病，或不病，或皆病，或皆不病，其故何也？少俞曰：帝问何急（略顿）？黄帝曰：愿尽闻之。少俞曰：春青风（叙风），夏阳风，秋凉风，冬寒风。凡此四时之风者，其所病各不同形。黄帝曰：四时之风，病人如何？少俞曰：黄色薄皮弱肉者（叙病），不胜春之虚风；白色薄皮弱肉者，不胜夏之虚风；青色薄皮弱肉，不胜秋之虚风；赤色

---

① 赤：赵本及无名氏本并作“亦”，连下为句。

② 不月：赵本及无名氏本“月”并作“日”。《灵枢识》曰：“今依《甲乙》‘不日’作‘不月’，连上文女子在于面王之章，俱为女子之义，则似义稍通。”

③ 起伏奇正：奇正，非常为奇，平直为正。此指文章的结构章法富于变化。

薄皮弱肉，不胜冬之虚风也。黄帝曰：黑色不病乎（将黑色另写，局便活）？少俞曰：黑色而皮厚肉坚，固不伤于四时之风。其皮薄而肉不坚，色不一者，长夏至而有虚风者病矣。其皮厚而肌肉坚者，长夏至而有虚风，不病也。其皮厚而肌肉坚者，必重感于寒，外内皆然，乃病（顿住）。黄帝曰：善。

黄帝曰：夫人之忍痛与不忍痛者（另提，从忍痛不忍痛递到勇怯），非勇怯之分也。夫勇士之不忍痛者（先钩勇怯一笔，即从勇怯分出忍痛不忍痛，笔峰森立），见难则前，见痛则止。夫怯士之忍痛者，闻难则恐，遇痛不动。夫勇士之忍痛者，见难不恐，遇痛不动。夫怯士之不忍痛者，见难与痛，目转面盻，恐不能言，失气惊，句有脱字。颜色变化，乍死乍生。余见其然也，不知其何由，愿闻其故。少俞曰：夫忍痛与不忍痛者，皮肤之薄厚，肌肉之坚脆缓急之分也（缴清上文），非勇怯之谓也（仍用反笔，束上即带趋下）。黄帝曰：愿闻勇怯之所由然（落到勇怯）。少俞曰：勇士者（叙勇），目深以固，长冲①直扬，三焦理横，其心端直，其肝大以坚，其胆满以傍，怒则气盛而胸张，肝举而胆横，眦裂而目扬，毛起而面苍，此勇士之所由然者也。黄帝曰：愿闻怯士之所由然（叙怯）。少俞曰：怯士者，目大而不减，阴阳相失，其焦理纵，䯏骬短而小，肝系缓，其胆

① 长冲：赵本及无名氏本并作“长衡”，诸本《五变》篇中并作“长冲”。

不满而纵，肠胃挺，胁下空，虽方大怒，气不能满其胸，肝肺虽举，气衰复下，故不能久怒，此怯士之所由然者也。黄帝曰：怯士之得酒，怒不避勇士者（此叙勇怯之变相），何藏使然？少俞曰：酒者水谷之精，熟谷之液也，其气慓悍，其入于胃中，则胃胀，气上逆，满于胸中，肝浮胆横。当是之时，固比于勇士，气衰则悔。与勇士同类，不知避之，名曰酒悖也。

前后两截不续，前论五色之人，后论勇怯之性，前论外邪之伤，后论中情之变，笔致①醒快，生动可喜。

背腧第五十一

黄帝问于岐伯曰：愿闻五藏之腧，出于背者。岐伯曰：胸中大腧，在杼骨之端，肺腧在三焦②之间，心腧在五焦之间，膈腧在七焦之间，肝腧在九焦之间，脾腧在十一焦之间，肾腧在十四焦之间，皆挟脊相去三寸所。则欲得而验之，按其处，应在中而痛解，乃其腧也。灸之则可，刺之则不可。气盛则泻之，虚则补之。以火补者，毋吹其火，须自灭也。以火泻者，疾吹其火，传其艾，须其火灭也。

简净。

① 笔致：笔法笔调。

② 焦：本篇“焦”字《太素·输穴·气穴》《甲乙经·背自第一椎两傍侠脊各一寸五分下至节凡四十二穴第八》俱并作“椎”，作“椎”是。

揣“应在中而痛解”及“灸可刺不可”句，是本篇之前当有脱简，必是专论结痛之病也。

卫气第五十二

黄帝曰：五藏者，所以藏精神魂魄者也（天骨开张）。六府者，所以受水谷而化行物者也。其气内干五藏，而外络肢节。其浮气之不循经者，为卫气；其精气之行于经者，为营气。阴阳相随，外内相贯，如环之无端，亭亭淳淳乎，孰能穷之（极力撑开）。然其分别阴阳（折入有力），皆有标本虚实所离之处。能别阴阳十二经者（分领，句句如长剑倚天），知病之所生；候虚实之所在者，能得病之高下；知六府之气街者，能知解结契绍于门户；能知虚石之坚软者，知补泻之所在；能知六经之标本者，可以无惑于天下（屹然而止）。

岐伯曰：博哉圣帝之论。臣请尽意悉言之。足太阳之本，在跟以上五寸中，标在两络命门，命门者目也。足少阳之本，在窍阴之间，标在窗笼之前，窗笼者耳也。足少阴之本，在内踝下上三寸中，标在背腧，与舌下两脉也。足厥阴之本，在行间上五寸所，标在背腧也。足阳明之本，在厉兑，标在人迎，颊挟颃颡者也。“颊”下当有脱字，揣文义是申释人迎穴在颊下挟颃颡之处也。足太阴之本，在中封前上四寸之中，标在背腧，与舌本也。手太阳之本，在外踝之后，标在命门之上一寸也。手少阳之本，在小指次指之间上二寸，标在耳后上角下，外眦也。手阳明之本，在肘骨中，上至别阳，标在颜下合钳上也。手太阴之本，在寸口之中，标在腋内动也。手少阴之本，在锐骨之端，标在背腧也。手心主之本，在掌后两筋之间二寸中，标在腋下，下三寸也（以上应十二经标本）。凡候此者，下虚则厥，下盛则热，上虚则眩，上盛则热痛。故石者绝而止之，虚者引而起之（即应高下虚实坚软，以束上文）。

请言气街（将气街抽出单写，与上十二经作对待）：胸气有街，腹气有街，头气有街，胫气有街。故气在头者，止之于脑；气在胸者，止之膺与背腧；气在腹者，止之背腧与冲脉于脐左右之动脉者；气在胫者，止之于气街与承山踝上以下。取此者，用毫针，必先按而在，久应于手，乃刺而予之。所治者，头痛眩仆，腹痛中满暴胀，及有新积（增出主治之病，与上节虚石作对待，文阵整齐）。痛可移者，易已也；积不痛，难已也（结笔短峭）。

文气如天马行空，蹈厉无前，气盛言宜，极行文之乐事。

通篇是多少"者"字，却不厌复，以气盛也。篇中依事理而立言，不拘拘于分应提笔也，用意与《营卫生会》大同。

论痛第五十三

黄帝问于少俞曰：筋骨之强弱，肌肉之坚脆，皮肤之厚薄，腠理之疏密，各不同，其于针石火焫之痛何如？肠胃之厚薄坚脆亦不等，其于毒药何如？愿尽闻之。少俞曰：人之骨强筋弱肉缓皮肤厚者，耐痛，其于针石之痛、火焫亦然。黄帝曰：其耐火焫者，何以知之？少俞答曰：加以黑色而美骨者，耐火焫。黄帝曰：其不耐针石之痛者，何以知之？少俞曰：坚肉薄皮者，不耐针石之痛，于火焫亦然。黄帝曰：人之病，或同时而伤，或易已，或难已，其故何如？少俞曰：同时而伤，其身多热者易已，多寒者难已（气之盛不盛也）。黄帝曰：人之胜毒，何以知之？少俞曰：胃厚色黑，大骨及肥者，皆胜毒（观此可悟用药之猛驯必视其人也），故其瘦而薄胃者，皆不胜毒也。

此篇起讫鹘突①，义无归宿，颇似他处错简，或本篇前后有脱简也。

天年第五十四

黄帝问于岐伯曰：愿闻人之始生，何气筑为基，何立而为楯，何失而死，何得而生？岐伯曰：以母为基，以父为楯（此所谓先天禀赋也），失神者死，得神者生也（浑括大意，总冒通篇）。黄帝曰：何者为神（以下从源头层递说下）？岐伯曰：血气已和，营卫已通，五藏已成，神气舍心，魂魄毕具，乃成为人（叙始生之本）。黄帝曰：人之寿夭各不同（叙寿夭之原），或夭寿，或卒死，或病久，愿闻其道。岐伯曰：五藏坚固，血脉和调，肌肉解利，皮肤致密，营卫之

① 鹘（hú 胡）突：模糊，混沌。语出唐·孟郊《边城吟》：“何处鹘突梦，归思寄仰眠。”

行，不失其常，呼吸微徐，气以度行，六府化谷，津液布扬，各如其常，故能长久（单说“寿”字，将“夭”字留在篇末）。

黄帝曰：人之寿百岁而死（上节叙寿者之气，此叙寿者之形），何以致之？岐伯曰：使道隧[①]以长，基墙高以方，通调营卫，三部三里起，骨高肉满，百岁乃得终（重提百岁，以领下节）。黄帝曰：其气之盛衰，以至其死（申叙百岁），可得闻乎？岐伯曰：人生十岁，五藏始定，血气已通，其气在下，故好走。二十岁，血气始盛，肌肉方长，故好趋。三十岁，五藏大定，肌肉坚固，血气[②]盛满，故好步。四十岁，五藏六府，十二经脉，皆大盛以平定，腠理始疏，荣华颓落，发颇斑白，平盛不摇，故好坐。五十岁，肝气始衰，肝叶始薄，胆汁始减，目始不明。六十岁，心气始衰，苦忧悲，血气懈惰，故好卧。七十岁，脾气虚，皮肤枯。八十岁，肺气衰，魄离，故言善悮。九十岁，肾气焦，四藏经脉空虚。百岁，五藏皆虚，神气皆去，形骸独居而终矣（顿住）。

黄帝曰：其不能终寿而死者何如（应前“夭”字，是用反笔以束通篇）？岐伯曰：其五藏皆不坚，使道不长，空外以张，喘息暴疾，又卑基墙，薄脉少血，其肉不石，数中风寒，血气虚，脉不通，真邪相攻，乱而相引（句句与前文

---

① 隧：赵本作“隧”，《注证发微》注曰：“隧、隧同。”

② 气：赵本及无名氏本并作“脉”。

反照），故中寿而尽也（勒住）。与上节收句有直压横勒之异，此文情向背相映之致，出于天籁之自然者也。

义精矣，而琢句坚卓短峭，在经文中别是一格。

通篇层递而下，末忽用反笔兜裹，文阵亦奇。凡文之一反一正相对待者，古多一详一略，如此篇寿夭两项相平，既于寿上分年详叙，则夭上无待分叙矣，此等只作滚串文字，不得以对待视之。

逆顺第五十五

黄帝问于伯高曰：余闻气有逆顺，脉有盛衰，刺有大约，可得闻乎？伯高曰：气之逆顺者，所以应天地阴阳四时五行也。脉之盛衰者，所以候血气之虚实有余不足。刺之大约者，必明知病之可刺，与其未可刺，与其已不可刺也。黄帝曰：候之奈何？伯高曰：兵法曰：无迎逢逢之气，无击堂堂之阵。刺法曰：无刺熇熇之热，无刺漉漉之汗，无刺浑浑之脉，无刺病与脉相逆者。黄帝曰：候其可刺奈何？伯高曰：上工刺其未生者也，其次刺其未盛者也，其次刺其已衰者也。下工刺其方袭者也，与其形之盛者也，与其病之与脉相逆者也。故曰：方其盛也，勿敢毁伤，刺其已衰，事必大昌。故曰：上工治未病，不治已病，此之谓也。

如此短幅，通体俱用排比，而不嫌板滞者，气盛故也。

五味第五十六

黄帝曰：愿闻谷气有五味，其入五藏，分别奈何？伯高曰：胃者，五藏六府之海也，水谷皆入于胃，五藏六府，皆禀气于胃。五味各走其所喜，谷味酸，先走肝；谷味苦，先走心；谷味甘，先走脾；谷味辛，先走肺；谷味咸，先走肾。谷气津液已行，营卫大通，乃化糟粕，以次传下（落到营卫，顿住）。黄帝曰：营卫之行奈何（承营卫说，蝉联而下）？伯高曰：谷始入于胃，其精微者，先出于胃之两焦，以溉五藏，别出两行，营卫之道。其大气之抟而不行者，积于胸中，命曰气海（叙营卫宗气化三为两，神气俱旺），出于肺，循喉咽，故呼则出，吸则入。天地之精气，其大数常出三入一（振一笔，昂头天外），故谷不入半日则气衰，一日则气少矣（顿住）。黄帝曰：谷之五味，可得闻乎（以上发明五味气化，以下陈列五味宜忌）？伯高曰：请尽言之。五谷：粳米甘，麻酸，大豆咸，麦苦，黄黍辛。五果：枣甘，李酸，栗咸，杏苦，桃辛。五畜：牛甘，犬酸，猪咸，羊苦，鸡辛。五菜：葵甘，韭酸，藿咸，薤苦，葱辛。五色：黄色宜甘，青色宜酸，黑色宜咸，赤色宜苦，白色宜辛。凡此五者，各有所宜（束上起下。以上叙平人常色定味也，下乃叙五病之宜忌）。五宜所言五色者，脾病者，宜食粳米饭牛肉枣葵；心病者，宜食麦羊肉杏薤；肾病者，宜食大豆黄卷猪肉栗藿；肝病者，宜食麻犬肉李韭；肺病者，宜食黄黍鸡肉桃葱。五禁：肝病禁辛，心病禁咸，脾病禁酸，肾病禁甘，肺病禁苦。肝色青，宜食甘（又推五宜之变，藏气有虚实，五味有补泻也。肝色青，木胜土矣，故宜甘，上文脾病正为肝克也。经文两面夹写，而实一义耳）；**粳米饭牛肉枣葵皆甘；心色赤，宜食酸，犬肉麻李韭皆酸；脾色黄，宜食咸，大豆豕肉栗藿皆咸；肺色白，宜食苦，麦羊肉杏薤皆苦；肾色黑，宜食①辛，黄黍鸡肉桃葱皆辛。**

用笔与《天年》篇同，而布阵尤奇。前从五味说到营卫，随即接叙营卫，是本题里面一层却提于题前发之，及入五味，正面先叙五物与五色之人所宜，是言平人所宜也，次叙五病宜禁，正义毕矣，又复叙五藏色所宜，自是谆复申明之意，独怪叙五物不厌繁复，反略于五禁，不与前五宜作对待，而详于后五宜，与前五宜似对不对，使人目眩，极寓奇于正之妙。

精悍之色，不可逼视。

① 食：原作"色"，据赵本及无名氏本改。

卷　　九

水胀第五十七

黄帝问于岐伯曰：水与肤胀鼓胀肠覃石瘕石水，何以别之？岐伯答曰：水（分叙）始起也（笔亦跃起），目窠上微肿，如新卧起之状，其颈脉动，时咳，阴股间寒，足胫肿，腹乃大，其水已成矣。以手按其腹，随手而起，如裹水之状（逐段映带有致），此其候也。黄帝曰：肤胀何以候之？岐伯曰：肤胀者，寒气客于皮肤之间，鼟鼟然不坚，腹大，身尽肿，皮厚，按其腹窅而不起，腹色不变（加四字，与下节激射，便有精神），此其候也。鼓胀何如？岐伯曰：腹胀，身皆大，大与肤胀等也，色苍黄腹筋起（腹色变矣），此其候也。肠覃何如？岐伯曰：寒气客于肠外，与卫气相搏①，气不得营②，因有所系，癖而内著，恶气乃起，瘜肉乃生（叙病机，字字坚卓）。其始生也，大如鸡卵，稍以益大，至其成，如怀子之状，久者离岁，按之则坚，推之则移，月事以时下，此其候也。石瘕何如？岐伯曰：石瘕生于胞中，寒气客于子门，子门闭塞，气不得通，恶血当泻不泻，衃以留止，日以益大，状如怀子，月事不以时下。

---

① 搏：赵本作“抟”。
② 营：赵本及无名氏本并作“荣”。“营”与“荣”通。

皆生于女子，可导而下（拖到治法作结，先结近二节）。黄帝曰：肤胀鼓胀可刺邪（再结前二节）？岐伯曰：先泻其胀之血络，后调其经，刺去其血络也。通篇缺石水，结笔缺水，均别详。

前提后束，中间分叙，笔阵整暇。

贼风第五十八

黄帝曰：夫子言贼风邪气之伤人也，令人病焉（用衬笔起）。今有其不离屏蔽，不出室穴之中，卒然病者，非不离贼风邪气（曲一笔），其故何也？岐伯曰：此皆尝有所伤于湿气，藏于血脉之中，分肉之间，久留而不去；若有所堕坠，恶血在内而不去。卒然喜怒不节，饮食不适，寒温不时，腠理闭而不通，其开而遇风寒，则血气凝结，与故邪相袭，则为寒痹，其有热，则汗出，汗出，则受风。虽不遇贼风邪气，必有因加而发焉（亦曲一笔以应前文，顿住）。黄帝曰：今夫子之所言者（锁上），皆病人之所自知也（起下）。其毋所遇邪气，又毋怵惕之所志，卒然而病者，其故何也？唯有因鬼神之事乎（急透一笔）？岐伯曰：此亦有故邪（仍跟前文说），留而未发，因而志有所恶，及有所慕，血气内乱，两气相搏[①]。其所从来者微，视之不见，听而不闻，故似鬼神（应醒）。黄帝曰：其祝而已者（另叙），其故何也？岐伯曰：先巫者，因知百病之胜，先知其病之所

---

① 搏：赵本作“抟”。

从生者，可祝而已也（应醒）。

通篇一气贯注，笔笔凌空。

前半笔势驰骋，后半笔势紧缩，极操纵之能。

卫气失常第五十九

黄帝曰：卫气之留于腹中，稸积不行，苑蕴不得常所，使人支胁，胸中满，喘呼逆息者，何以去之？伯高曰：其气积于胸中者，上取之。积于腹中者，下取之。上下皆满者，傍取之。黄帝曰：取之奈何？伯高对曰：积于上，泻大迎[①]天突喉中。积于下者，泻三里与气街。上下皆满者，上下取之，与季胁之下一寸。重者，鸡足取之。诊视其脉，大而弦急，及绝不至者，及腹皮急甚者，不可刺也（以上论胀，与下不续）。黄帝曰：善。

黄帝问于伯高曰：何以知皮肉气血筋骨之病也（呼起下文）？伯高曰：色起两眉薄泽者，病在皮（叙外应）。唇色青黄赤白黑者，病在肌肉。营气霈然[②]者，病在血脉[③]。脉，一作“气”，非，此即上篇“伤于湿气，藏于血脉之中也”。目色青黄赤白黑者，病在筋。耳焦枯如受尘垢者，病在骨。黄帝曰：病形何如（叙部位），取之奈何？伯高曰：夫百病变化，不可胜数，然皮有部，肉有柱，血气有输，骨有属。

---

① 大迎：赵本作“人迎”。
② 霈然：赵本作“濡然”。《玉篇》曰：“霈，大雨也。”
③ 脉：赵本及无名氏本并作“气”。

黄帝曰：愿闻其故。伯高曰：皮之部，输于四末。肉之柱，在臂胫诸阳分肉之间，与足少阴分间。血气之输，输于诸络，气血留居，则盛而起。筋部无阴无阳，无左无右，候病所在。骨之属者，骨空之所以受益[①]而益脑髓者也。黄帝曰：取之奈何（叙治法）？伯高曰：夫病变化，浮沉深浅，不可胜穷，各在其处，病间者浅之，甚者深之，间者小之，甚者众之，随变而调气，故曰上工（以上三段为一事）。

黄帝问于伯高曰：人之肥瘦大小寒温，有老壮少小（总提），别之奈何？伯高对曰：人年五十以上为老，二十以上为壮，十八以上为少，六岁以上为小（应老壮少小）。黄帝曰：何以度知其肥瘦（应肥瘦）？伯高曰：人有肥，有膏，有肉。黄帝曰：别此奈何？伯高曰：䐃肉坚，皮满者肥。䐃肉不坚，皮缓者膏。皮肉不相离者肉。黄帝曰：身之寒温何如？伯高曰：膏者，其肉淖，而粗理者身寒，细理者身热。脂者，其肉坚，细理者热，粗理者寒。黄帝曰：其肥瘦大小奈何（应大小）？伯高曰：膏者，多气而皮纵缓，故能纵腹垂腴。肉者，身体容大。脂者，其身收小。黄帝曰：三者之气血多少，何如（推论气血多少）？伯高曰：膏者多气，多气者热，热者耐寒。肉者多血，多血则充形，充形则平。脂者其血清，气滑少，故不能大。此别于众人者也。黄帝曰：众人奈何（带叙众人）？伯高曰：众

① 益：《甲乙经·内外形诊老壮肥瘦病旦慧夜甚大论第六》作"液"，作"液"是。

人皮肉脂膏，不相加也，血与气不能相多，故其形不小不大，各自称其身，命曰众人。黄帝曰：善。治之奈何（接叙治法）？伯高曰：必先别其三形，血之多少，气之清浊，而后调之，无失常经[1]。是故膏人，纵腹垂腴；肉人者，上下容大；脂人者，虽脂不能大也（以上七段为一事）。

前后三事，文义不贯，文气亦不接续。

玉版第六十

黄帝曰：余以小针为细物也，夫子乃言上合之于天，下合之于地，中合之于人（以针妙闲闲[2]说入），余以为过针之意矣，愿闻其故。岐伯曰：何物大于天乎？夫大于针者，惟五兵者焉（点五兵，与下节相映带）。五兵者死之备也，非生之具。且夫人者，天地之镇也，其不可不参乎？夫治民者，亦唯针焉。夫针之与五兵，其孰小乎？

黄帝曰：病之生时，有喜怒不测，饮食不节，阴气不足，阳气有余，营气不行，乃发为痈疽。阴阳不通，两热相搏[3]，乃化为脓，小针能取之乎（呼下）？岐伯曰：圣人能不[4]使化者（推开），为知[5]邪不可留也。言圣人能不使化脓

① 无失常经：赵本及无名氏本“无”前并有“治”字。

② 闲闲：从容自得貌。《诗·魏风》：“十亩之闲兮，桑者闲闲兮，行与子还兮。”朱熹集传：“闲闲，往来者自得之貌。”

③ 搏：赵本作“抟”。

④ 能不：赵本及无名氏本二字乙转。

⑤ 知：赵本及无名氏本并作“之”。

者，为知邪不可留而早治之也，待脓已成，岂小针之治乎。故两军相当（更推开，极力展局），旗帜相望，白刃陈于中野者，此非一日之谋也。能使其民，令行禁止，士卒无白刃之难者，非一日之教也，须臾之得也。夫至使身被痈疽之病（合到正义，笔致纡徐曲折），脓血之聚者，不亦离道远乎。夫痈疽之生，脓血之成也，不从天下，不从地出，积微之所生也。故圣人自治于未有形也，愚者遭其已成也（唱醒，顿住）。黄帝曰：其已形，不予遭（逼一笔），脓已成，不予见，为之奈何？岐伯曰：脓已成，十死一生，故圣人弗使已成，而明为良方，著之竹帛，使能者踵而传之后世，无有终时者，为其不予遭也。黄帝曰：其已有脓血而后遭乎（更逼一笔，宛转关生①），不导之以小针治乎？岐伯曰：以小治小者其功小，以大治大者多害，故其已成脓血者，其唯砭石铍锋之所取也（一路委宛说来，至此始断定）。

黄帝曰：多害者，其不可全乎？岐伯曰：其在逆顺焉。黄帝曰：愿闻逆顺。岐伯曰：以为伤者，其白眼青，黑睛②小，是一逆也（详叙“逆”字）；内药而呕者，是二逆也；腹痛渴甚，是三逆也；肩项中不便，是四逆也；音嘶色脱，是五逆也。除此五者为顺矣（略叙“顺”字，束住）。

黄帝曰：诸病皆有逆顺，可得闻乎？岐伯曰：腹胀，

---

① 关生：牵连生发。语出南朝·刘义庆《世说新语·文学》：“旧云：王丞相过江左，止道《声无哀乐》《养生》《言尽意》三理而已。然宛转关生，无所不入。”

② 睛：赵本及无名氏本并作“眼”。

身热，脉大，是一逆也。腹鸣而满，四肢清，泄，其脉大，是二逆也。衄而不止，脉大，是三逆也。咳且溲血，脱形，其脉小劲，是四逆也。咳，脱形，身热，脉小以疾，是五逆也。如是者，不过十五日而死矣（分轻重两层写）。其腹大胀，四末清，脱形，泄甚，是一逆也。腹胀，便血，其脉大，时绝，是二逆也。咳，溲血，形肉脱，脉搏，是三逆也。呕血，胸满引背，脉小而疾，是四逆也。咳呕，腹胀且飧泄，其脉绝，是五逆也。如是者，不及一时而死矣。工不察此者而刺之，是谓逆治。

黄帝曰：夫子之言针甚骏（遥承起节针妙，而推论针害也），以配天地，上数天文，下度地纪，内别五藏，外次六府，经脉二十八会，尽有周纪，能杀生人，不能起死者，二句承上起下在有意无意之间，不能起死即暗指前诸逆也。夫子能反之乎？岐伯曰：能杀生人，不能起死者也（顿一笔）。黄帝曰：余闻之，则为不仁，然愿闻其道，弗行于人。岐伯曰：是明道也，其必然也，如刀剑之可以杀人，如饮酒之使人醉也，虽勿诊，犹可知矣（又顿一笔，纡曲委宛，与前文相称）。黄帝曰：愿卒闻之。岐伯曰：人之所受气者谷也，谷之所注者胃也，胃者水谷气血之海也，海之所行云气者天下也，胃之所出气血者经隧也，经隧者五藏六府之大络也，迎而夺之而已矣（畅叙）。黄帝曰：上下有数乎（直下）？岐伯曰：迎之五里，中道而止，五至而已，五往而藏之气尽矣，故五五二十五而竭其输矣，此所谓夺其天气者也，非能绝其命而倾其寿者也（先轻笔勒住）。句义与上下不续，“非”字疑当作“是”字。黄帝曰：愿卒闻之。岐伯曰：窥门而刺之者，死于家中；入门而刺之者，死于堂上（再重笔顿住）。黄帝曰：善乎方，明哉道，请著之玉版，以为重宝，传之后世，以为刺禁，令民勿敢犯也。

帝先疑小针之无大功也，而岐伯极称之，下乃接叙痈疽之重者、诸病之逆者，皆非小针所能治，以诘小针之果无大功也，末乃推论针害以结之。通篇一气贯注，前后尤笔致纡徐，婉转关生，深情窈窕。

五禁第六十一

黄帝问于岐伯曰：余闻刺有五禁，何谓五禁？岐伯曰：禁其不可刺也。黄帝曰：余闻刺有五夺。岐伯曰：无泻其不可夺者也。黄帝曰：余闻刺有五过。岐伯曰：补泻无过其度。黄帝曰：余闻刺有五逆。岐伯曰：病与脉相逆，命曰五逆。黄帝曰：余闻刺有九宜。岐伯曰：明知九针之论，是谓九宜。黄帝曰：何谓五禁？愿闻其不可刺之时。岐伯曰：甲乙日自乘，无刺头，无发蒙于耳内；丙丁日自乘，无振埃于肩喉廉泉；戊己日自乘四季，无刺腹，去爪泻水；庚辛日自乘，无刺关节于股膝；壬癸日自乘，无刺足胫，是谓五禁。黄帝曰：何谓五夺？岐伯曰：形肉已夺，是一夺也；大夺血之后，是二夺也；大汗出之后，是三夺也；大泄之后，是四夺也；新产及大血之后，是五夺也。此皆不可泻。黄帝曰：何谓五逆？岐伯曰：热病，脉静，汗已出，脉盛躁，是一逆也；病泄，脉洪大，是二逆也；著痹不移，䐃肉破，身热，脉偏绝，是三逆也；淫而夺形，身热，色夭然白，及后下血衃，血衃笃重，是谓四逆也；淫，旧注房室过度也，窃谓肠澼、沃沫、精遗、淋沥、盗汗之类，皆是谓津气荡泆而不收者也。寒热夺形，脉坚搏[①]，是谓五逆也。

前提其五，后叙其三，其二绝无交代，篇法不足言矣，而笔自谨严。

按九宜详前《官针》篇。

动腧第六十二

黄帝曰：经脉十二，而手太阴足少阴阳明独动不休（一句总挈全篇），何也？岐伯曰：是明胃脉也（总承一句）。言诸动脉皆胃气所贯也，故下文三项皆跟定“胃”字。胃为五藏六府之海，其清气上注于肺，肺气从太阴而行之，其行也，以息往来（分叙。手太阴即寸口也），故人一呼脉再动，一吸脉亦再动，呼吸不已，故动而不止。黄帝曰：气之过于寸口也（申辨一笔），上出焉息？下入焉伏[②]？出、入，原作“十”、“八”，今从《甲乙经》改。何道从还？不知其极。岐伯曰：气之离藏也，卒然如弓弩之发，如水之下岸，上于鱼

---

① 搏：赵本作“抟”，作“搏”义长。

② 上出焉息，下入焉伏：赵本及无名氏本“出”并作“十”，“入”并作“八”。《太素·经脉之二·脉行同异》无“出”、“入”二字，《甲乙经·十二经脉络脉支别第一下》与本书同。作“出”、“入”义长。

以反衰，其余气衰散以逆上，故其行微。

黄帝曰：足之阳明，何因而动（叙足阳明即人迎也）？岐伯曰：胃气上注于肺，其悍气上冲头者，循咽，上走空窍，循眼系，入络脑，出顑，下客主人，循牙车，合阳明，并下人迎，此胃气别走于阳明者也（对上注于肺言）。故阴阳上下，其动也若一。故阳病而阳脉小者为逆，阴病而阴脉大者为逆。故阴阳俱静俱动，若引绳相倾者病（是合上节总发）。

黄帝曰：足少阴何因而动（叙足少阴即太溪也）？岐伯曰：冲脉者，十二经之海也（提出冲脉关合胃脉），与少阴之大络，起于肾，下出于气街，循阴股内廉，邪入腘中，循胫骨内廉，并少阴之经，下入内踝之后（此太溪也），入足下（此涌泉也）；其别者，邪入踝，出属跗上（此跗阳也），入大指之间（乃胃脉而属于少阴），注诸络以温足胫，此脉之常动者也（勒住上文，带缴下文）。

（上分叙其常，下总叙其变也）黄帝曰：营卫之行也，上下相贯，如环之无端，今有其卒然遇邪气及逢大寒，手足懈惰，其脉阴阳之道，相输之会，行相失也，气何由还？岐伯曰：夫四末阴阳之会者，此气之大络也。四街者，气之径路也。故络绝则径通，四末解则气从合，相输如环。黄帝曰：善。此所谓如环无端，莫知其纪，终而复始，此之谓也。

前三节分叙脉气之源流，后节总叙经气之变，气充词沛，机神流畅。

据此，则人迎果系结喉两旁动脉矣，与寸口分阴阳，以大小分顺逆，后世实难遵用。

五味论第六十三

黄帝问于少俞曰：五味入于口也，各有所走，各有所病（总提）。酸走筋（分提），多食之令人癃；咸走血，多食之令人渴；辛走气，多食之令人洞心；苦走骨，多食之令人变呕；甘走肉，多食之令人悗心。余知其然也，不知其何由，愿闻其故。少俞答曰：（分承）酸入于胃，其气涩以收，上之两焦，弗能出入也，不出即留于胃中，胃中和温，则下注膀胱，膀胱之胞薄以懦[①]，得酸则缩绻，约而不通，水道不行，故癃。阴者，积筋之所终也，故酸入而走筋矣。黄帝曰：咸走血，多食之令人渴，何也？少俞曰：咸入于胃，其气上走中焦，注于脉，则血气走之，血与咸相得则凝，凝则胃中汁注之，注之则胃中竭，竭则咽路焦（故血分燥热者不用咸也），故舌本干而善渴。血脉者，中焦之道也，故咸入而走血矣。黄帝曰：辛走气，多食之令人洞心，何也？少俞曰：辛入于胃，其气走于上焦，上焦者，受气而营诸阳者也，姜韭之气熏之，营卫之气，不时受之，久留心下，故洞心。辛与气俱行，故辛入而与汗

① 懦：《灵枢识》曰："懦，音儒。《说文》：'驽弱也。'又音软，又作愞，《玉篇》：'弱也。'"

俱出。黄帝曰：苦走骨，多食之令人变呕，何也？少俞曰：苦入于胃，五谷之气，皆不能胜苦（苦味不益人可知也），苦入下脘，三焦之道皆闭而不通，故变呕。齿者骨之所终也，故苦入而走骨，故入而复出，知其走骨也。黄帝曰：甘走肉，多食之令人悗心，何也？少俞曰：甘入于胃，其气弱小，不能上至于上焦，而与谷留于胃中者，令人柔润者也，胃柔则缓，缓则虫动，虫动则令人悗心。其气外通于肉，故甘走肉。

思清笔健，不染纤尘。

阴阳二十五人第六十四

黄帝曰：余闻阴阳之人（先点阴阳），何如？伯高曰：天地之间，六合之内，不离于五，人亦应之。故五五二十五人之政（再点二十五人），而阴阳之人不与焉。其态又不合于众者五，余已知之矣。愿闻二十五人之形，血气之所生，别而以候，从外知内，何如？岐伯曰：悉乎哉问也，此先师之秘也，虽伯高犹不能明之也（撇一笔）。黄帝避席遵循而却曰：余闻之，得其人弗教，是谓重失，得而泄之，天将厌之。余愿得而明之，金匮藏之，不敢扬之。岐伯曰：先立五形，金木水火土，别其五色，异其五形之人，而二十五人具矣（振裘挈领①，气象万千）。

---

① 振裘挈领：提起衣领，比喻抓住要领。语出《荀子·劝学》："若挈裘领，诎五指而顿之，顺者不可胜数也。"

黄帝曰：愿卒闻之。岐伯曰：慎之慎之，臣请言之。木形之人（分叙），比于上角，似于苍帝。其为人苍色，小头，长面，大肩背，直身，小手足，好有才，劳心，少力，多忧，劳于事，能春夏，不能秋冬，秋冬感而病生，足厥阴佗佗然。太角[①]之人，比于左足少阳，少阳之上遗遗然。左角[②]之人，比于右足少阳，少阳之下随随然。钛角[③]之人，比于右足少阳，少阳之上推推然。判角之人，比于左足少阳，少阳之下括括[④]然。火形之人，比于上徵，似于赤帝。其为人赤色，广朋，脱[⑤]面，“脱”疑“锐”字。小头，好肩背髀腹，小手足，行安地，疾心，行摇肩背，肉满，有气，轻财，少信，多虑，见事明，好颜，急心，不寿，暴死，能春夏，不能秋冬，秋冬感而病生，手少阴核核然。质徵之人[⑥]，比于左手太阳，太阳之上肌肌然。少徵之人，比于右手太阳，太阳之下慆慆然。右徵之人，比于右手太阳，太阳之上鲛鲛然[⑦]。质判[⑧]之人，比于左手太阳，太阳之下支支颐颐然。土形之人，比于上宫，似于

① 太角：并下文太宫、太羽，赵本及无名氏本“太”并作“大”，“太”、“大”通。

② 左角：其下赵本及无名氏本并有小字注“一曰少角”。

③ 钛角：其下赵本及无名氏本并有小字注“一曰右角”。

④ 括括：赵本及无名氏本并作“栝栝”。

⑤ 脱：无名氏本作“锐”，义长。

⑥ 质徵之人：其下赵本及无名氏本并有小字注“一曰质之人，一曰太徵”。

⑦ 鲛鲛然：其下赵本及无名氏本并有小字注“一曰熊熊然”。

⑧ 质判：其下赵本及无名氏本并有小字注“一曰质徵”。

上古黄帝。其为人黄色，圆面，大头，美肩背，大腹，美股胫，小手足，多肉，上下相称，行安地，举足浮，安心，好利人，不喜权势，善附人也，能秋冬，不能春夏，春夏感而病生，足太阴敦敦然。太宫之人，比于左足阳明，阳明之上婉婉然。加宫之人[①]，比于左足阳明，阳明之下坎坎然。少宫之人，比于右足阳明，阳明之上枢枢然。左宫之人[②]，比于右足阳明，阳明之下兀兀然。金形之人，比于上商，似于白帝。其为人方面，白色，小头，小肩背，小腹，小手足，如骨发，踵外骨轻，身清廉[③]，此十字中疑有误字，今以“如骨发”句，“踵外骨轻”句，“身清廉”句。如骨发者，谓手足瘦如骨支也。踵外骨轻，即后外踝瘦无肉及跟空者也。急心，静悍，善为吏，能秋冬，不能春夏，春夏感而病生，手太阴敦敦然。钛商之人，比于左手阳明，阳明之上廉廉然。右商之人，比于左手阳明，阳明之下脱脱然。左商之人，比于右手阳明，阳明之上监监然。少商之人，比于右手阳明，阳明之下严严然。水形之人，比于上羽，似于黑帝。其为人黑色，面不平，大头，廉颐，小

---

① 加宫之人：其下赵本及无名氏本并有小字注“一曰众之人”。

② 左宫之人：其下赵本及无名氏本并有小字注“一曰众之人，一曰阳明之上”。

③ 骨发，踵外骨轻，身清廉：《注证发微》《类经·藏象类·阴阳二十五人》《黄帝内经灵枢集注》皆以“骨发踵外，骨轻”为断。《注证发微》曰：“手足小如骨发踵外者，金之旁生者必小，而其足跟之外，如另有小骨发于踵外也。骨轻者，金无骨，故其骨则轻也。身清廉者，金之体冷而廉静，不染他污也。”

肩，大腹，动手足发，行摇身，下尻长，背延延然，不敬畏，善欺绐人，戮死，能秋冬，不能春夏，春夏感而病生，足少阴汗汗然。太羽之人，比于右足太阳，太阳之上颊颊然。少羽之人，比于左足太阳，太阳之下纡纡然。众之为人①，比于右足太阳，太阳之下絜絜②然。桎之为人，比于左足太阳，太阳之上安安然。是故五形之人，二十五变者，众之所以相欺者是也（束一笔，横扫千人军）。相欺，谓难辨也。

黄帝曰：得其形，不得其色，何如（承上形色，接叙年忌，以束前文）？岐伯曰：形胜色，色胜形者，至其胜时年加，感则病，行失则忧矣。感邪则病，行失则有所丧而忧。行失，即为奸事也。形色相得者，富贵大乐。黄帝曰：其形色相胜之时年加，可知乎？岐伯曰：凡年忌，下上之人，即前节所叙诸阳上下之人。大忌常加七岁十六岁二十五岁三十四岁四十三岁五十二岁六十一岁，皆人之大忌，不可不自安也，感则病，行失则忧矣。当此之时，无为奸事，是谓年忌（顿住）。

黄帝曰：夫子之言脉之上下（承上）、血气之候（开下），以知形气，奈何（前叙二十五人之形，此叙诸上下人之气血多少也）？岐伯曰：足阳明之上，血气盛，则髯美长（应前

---

① 众之为人：其下赵本及无名氏本并有小字注“一曰加之人”。

② 絜絜：赵本及无名氏本并作“洁洁”。“洁”与“絜”通。《说文解字注》第十三篇上“絜”字段注：“引申为洁淨，俗作洁，经典作絜。”

“别而以候，从外知内”）；血少气多，则髯短；故气少血多，则髯少；血气皆少，则无髯，两吻多画。足阳明之下，血气盛，则下毛美长，至胸；血多气少，则下毛美短，至脐，行则善高举足，足指少肉，足善寒；血少气多，则肉而善瘃；血气皆少，则无毛，有则稀，枯悴，善痿厥足痹。足少阳之上，血气盛，则通髯美长；血多气少，则通髯美短；血少气多，则少髯[1]；血气皆少，则无髯[2]，感于寒湿，则善痹，骨痛爪枯也。足少阳之下，血气盛，则胫毛美长，外踝肥；血多气少，则胫毛美短，外踝皮坚而厚；血少气多，则胻毛少，外踝皮薄而软；血气皆少，则无毛，外踝瘦无肉。足太阳之上，血气盛，则美眉，眉有毫毛；血多气少，则恶眉，面多少理；血少气多，则面多肉；血气和则美色。足太阳之下，血气盛，则跟肉满，踵坚；气少血多，则瘦，跟空；血气皆少，则喜转筋，踵下痛。手阳明之上，血气盛，则髭美；血少气多，则髭恶；血气皆少，则无髭。手阳明之下，血气盛，则腋下毛美，手鱼肉以温；血气皆少，则手瘦以寒。手少阳之上，血气盛，则眉美以长，耳色美；血气皆少，则耳焦恶色。手少阳之下，血气盛，则手卷多肉以温；血气皆少，则寒以瘦；气少血多，则瘦以多脉。手太阳之上，血气盛，则

---

① 髯：无名氏本作“须”。《类经·藏象类·阴阳二十五人》曰：“在颐曰须，在颊曰髯。”

② 髯：赵本及无名氏本并作“须”。

口[1]多须，面多肉以平；血气皆少，则面瘦恶色。手太阳之下，血气盛，则掌肉充满；血气皆少，则掌瘦以寒（顿住）。

黄帝曰：二十五人者，刺之有约乎（接叙治法）？岐伯曰：美眉者，足太阳之脉血气多；恶眉者，血气少；其肥而泽者，血气有余；肥而不泽者，气有余，血不足；瘦而无泽者，气血俱不足（先总叙血气多少一番，收束上文，再入治法，筋节周密。足太阳为诸阳之主，故举以赅其余也）。审察其形气有余不足而调之，可以知逆顺矣（落到刺法）。黄帝曰：刺其诸阴阳奈何？岐伯曰：按其寸口人迎（直叙刺法），以调阴阳。切循其经络之凝涩，结而不通者，此于身皆为痛痹，甚则不行，故凝涩。凝涩者，致气以温之，血和乃止。其结络者，脉结，血不和[2]，决之乃行。故曰：气有余于上者，导而下之；气不足于上者，推而休之；"休"字疑误。《官能》曰："上气不足，推而扬之。"其稽留不至者，因而迎之。必明于经隧，乃能持之。寒与热争者，导而行之。其宛陈，血不结者，侧[3]而予之。必先明知二十五人，则血气之所在，左右上下。刺约毕也（神龙掉尾，兜裹完密）。

---

① 口：赵本及无名氏本并作"有"。

② 和：无名氏本作"行"。

③ 侧：赵本及无名氏本并作"则"。"则"与"侧"通。《墨子·备水》"置则瓦井中"孙诒让间诂引毕沅云："则同侧"。《注证发微》曰："侧针，即卧针。"

叙二十五人之形，而以年忌束之，叙气血多少之应，而以刺法结之，层次井井，一气贯注，中间许多堆垛，而行神如空①，蹈厉无前，自有掉臂②游行之乐。

① 行神如空：形容文章神气流行，无阻无迹。语出唐·司空图《二十四诗品·劲健》："行神如空，行气如虹。"

② 掉臂：游行自在之状。语出唐·吕岩《七言》诗："闲来掉臂入天门，拂袂徐徐撮彩云。"

卷　十

五音五味第六十五

右徵与少徵，调右手太阳上。左商与左徵，调左手阳明上。少徵与太[①]宫，调左手阳明上。右角与太角，调右足少阳下。太徵与少徵，调左手太阳上。众羽与少羽，调右足太阳下。少商与右商，调右手太阳下。桎羽与众羽，调右足太阳下。少宫与太宫，调右足阳明下。判角与少角，调右足少阳下。釱商与上商，调右足阳明下。釱商与上角，调左足太阳下。

上徵与右徵同，谷麦，畜羊，果杏，手少阴，藏心，色赤，味苦，时夏。上羽与太羽同，谷大豆，畜彘，果栗，足少阴，藏肾，色黑，味咸，时冬。上宫与太宫同，谷稷，畜牛，果枣，足太阴，藏脾，色黄，味甘，时季夏。上商与右商同，谷黍，畜鸡，果桃，手太阴，藏肺，色白，味辛，时秋。上角与太角同，谷麻，畜犬，果李，足厥阴，藏肝，色青，味酸，时春。

太宫与上角同，右足阳明上。左角与太角同，左足阳明上。少羽与太羽同，右足太阳下。左商与右商同，左手

① 太：本篇“太”字赵本及无名氏本俱并作“大”，“大”、“太”通。

阳明上。加宫与太宫同，左足少阳上。质判与太宫同，左手太阳下。判角与太角同，左足少阳下。太羽与太角同，右足太阳上。太角与太宫同，右足少阳上。

右徵少徵质徵上徵判徵，右角钛角上角太角判角，右商少商钛商上商左商，少宫上宫太宫加宫左宫，众羽桎羽上羽太羽少羽。

黄帝曰：妇人无须者（妇人无须），无血气乎？岐伯曰：冲脉任脉，皆起于胞中，上循背里，为经络之海。其浮而外者，循腹右上行，会于咽喉，别而络唇口。血气盛，则充肤热肉，血独盛，则澹渗皮肤生毫毛。今妇人之生，有余于气，不足于血，以其数脱血也，冲任之脉，不荣口唇，故须不生焉。黄帝曰：士人有伤于阴（宦者无须），阴气绝而不起不用①，然其须不去，其故何也？宦者独去，何也？愿闻其故，岐伯曰：宦者去其宗筋，伤其冲脉，血泻不复，皮肤内结，唇口不荣，故须不生。黄帝曰：其有天宦者（天宦有无须者），未尝被伤，不脱于血，然其须不生，其故何也？岐伯曰：此天之所不足也，其任冲不盛，宗筋不成，有气无血，唇口不荣，故须不生。黄帝曰：善乎哉，圣人之通万物也。若日月之光影，音声鼓响，闻其声而知其形，其非夫子，孰能明万物之精（用唱叹以束上文）。

① 不用：赵本及无名氏本二字前并有“阴”字，疑脱。

是故圣人视其颜色，黄赤者多热气，青白者少热气，黑色者多血少气（归到气血上）。美眉者太阳多血，通髯极须少阳多血，美须者阳明多血，此其时然也（此以一人言。时，偶也，与“常”字对）。夫人之常数，太阳常多血少气，少阳常多气少血，阳明常多血多气，厥阴常多气少血，少阴常多血少气①，太阴常多血少气，此天之常数也（此以众人言）。

此似续叙前篇未尽之意也，第五音配合与上篇异，与《六元正纪》又异，未喻指南。

百病始生第六十六

黄帝问于岐伯曰：夫百病之始生也（点题，直起），皆生于风雨寒暑清湿喜怒。喜怒不节则伤藏，风雨则伤上，清湿则伤下（分提三部）。三部之气（点三部），所伤异类，愿闻其会。岐伯曰：三部之气各不同（承上，复叙大意），或起于阴，或起于阳，请言其方。喜怒不节，则伤藏，藏伤则病起于阴也；清湿袭虚，则病起于下；风雨袭虚，则病起于上，是谓三部。至于其淫泆，不可胜数（略顿）。黄帝曰：余固不能数，故问先师（进逼一笔），愿卒闻其道。岐伯曰：风雨寒热，不得虚，邪不能独伤人（提起，笔干直立。以下分三层申叙，开合动荡有致）。卒然逢疾风暴雨而不病者，

① 多血少气：无名氏本作“多气少血”，《素问·血气形志篇》及本书《九针论》亦作“多气少血”，作“多气少血”是。

盖无虚，故邪不能独伤人也（此不病也），此必因虚邪之风，与其身形，两虚相得，乃客其形（此因虚而病也），两实相逢，众人肉坚（此虚实夹杂之病也）。其中于虚邪也，因于天时，与其身形，参以虚实，大病乃成，气有定舍，因处为名，上下中外，分为三员。以上为第一节，是叙病之源，统冒全篇。

是故虚邪之中人也（承上，高唱而入，笔势飘忽，历叙病舍，层次井井），始于皮肤，皮肤缓则腠理开，开则邪从毛发入，入则抵深，深则毛发立，毛发立则淅然，故皮肤痛（略顿）。留而不去，则传舍于络脉，在络之时，痛于肌肉，其痛之时息，大经乃代。息，长久也。代，气弱不振也，《岁露论》曰："经气结代"。留而不去，传舍于经，在经之时，洒淅喜惊。留而不去，传舍于输，在输之时，六经不通四肢，则肢节痛，腰脊乃强。留而不去，传舍于伏冲之脉，在伏冲之时，体重身痛。留而不去，传舍于肠胃，在肠胃之时，贲响腹胀，多寒则肠鸣飧泄，食不化，多热则溏，出麋。留而不去，传舍于肠胃之外，募原之间，留著于脉，稽留而不去，息而成积（重顿）。或著孙脉（随手开下），或著络脉，或著经脉，或著输脉，或著于伏冲之脉，或著于膂筋，或著于肠胃之募原，上连于缓筋，募原，夹膜之中空者也。缓筋，藏府之系络也，西书谓之网油。邪气淫泆，不可胜论。以上为第二节，叙邪之由浅渐深，是叙病之舍也。

黄帝曰：愿尽闻其所由然（直下）。岐伯曰：其著孙络之脉而成积者（备写病形，爽若列楣），其积往来上下，臂手[①]，孙络之居也，浮而缓，不能句积而止之，故往来移行，肠胃之间，水凑渗注灌，濯濯有音，有寒则䐜满[②]雷引，故时切痛。其著于阳明之经，则挟脐而居，饱食则益大，饥则益小。其著于缓筋也，似阳明之积，饱食则痛，饥则安。其著于肠胃之募原也，痛而外连于缓筋，饱食则安，饥则痛。其著于伏冲之脉者，揣之应手而动，发手则热气下于两股，如汤沃之状。其著于膂筋，在肠后者[③]，饥则积见，饱则积不见，按之不得。其著于输之脉者，闭塞不通，津液不下，孔窍干壅，此邪气之从外入内，从上下也（束上文，勒住）。以上为第三节，叙病之症也。大义已晰，下文乃补叙病机也。病机者，病源与病舍、病证之交际也，前叙病源是叙其所由生，下叙病机是叙其所由成。

黄帝曰：积之始生（另提），至其已成（补叙病机），奈何？岐伯曰：积之始生，得寒乃生，厥乃成积也（提一笔，遥承起节病源，方有根）。黄帝曰：其成积奈何？岐伯曰：厥气生足悗（此节叙病机重在“成”字，故直承“厥”字说下），悗生胫寒，胫寒则血脉凝涩，血脉凝涩则寒气上入于肠胃，入于肠胃则䐜胀，䐜胀则肠外之汁沫迫聚不得散，日以成

---

① 臂手：《甲乙经·经络受病入肠胃五藏积发伏梁息贲肥气痞气奔豚第二》作“擘乎”，义长。擘，通“辟”。辟，叠也。

② 䐜满：赵本及无名氏本并作“䐜䐜满”。

③ 者：原作“右”，据赵本及无名氏本改。

积（略顿）。卒然多食饮则肠满，起居不节，用力过度，则络脉伤（加一层，文气亦厚）。阳络伤则血外溢，血外溢则衄血，阴络伤则血内溢，血内溢则后血（随手带垫一笔）。肠胃之络伤，则血溢于肠外，肠外有寒汁沫与血相抟①，则并合凝聚，不得散而积成矣（略顿）。卒然外中于寒，若内伤于忧怒（又加一层），则气上逆，气上逆则六输不通，温气不行，凝血蕴里而不散，津液涩渗，著而不去，而积皆成矣（重顿）。此病机之自外而内也，是生于阳。

黄帝曰：其生于阴者奈何？岐伯曰：忧思伤心；重寒伤肺；忿怒伤肝；醉以入房，汗出当风，伤脾；用力过度，若入房汗出，浴则伤肾（此病机之自内而成也，是生于阴）。此内外三部之所生病者也。以上第四五节是叙内外之病机，当作一节读。

黄帝曰：善。治之奈何？岐伯答曰：察其所痛，以知其应，有余不足，当补则补，当泻则泻，毋逆天时，是谓至治（以治法总束全篇）。

通篇论积也，来踪去迹，层次井井，其笔坚凝，其气浩瀚，三部之事，或分或合，操纵屈伸，无不如志，可称理达词举。

行针第六十七

黄帝问于岐伯曰：余闻九针于夫子，而行之于百姓，

① 抟：赵本作“抟”，《太素·邪论·邪传》作“薄”，“薄”与“抟”通。

百姓之血气，各不同形，或神动而气先针行，或气与针相逢，或针已出，气独行，或数刺乃知，或发针而气逆，或数刺病益剧，凡此六者，各不同形，愿闻其方。

岐伯曰：重阳之人，其神易动，其气易往也。黄帝曰：何谓重阳之人？岐伯曰：重阳之人，熇熇高高，言语善疾，举足善高，心肺之藏气有余，阳气滑盛而扬，故神动而气先行。

黄帝曰：重阳之人，而神不先行者，何也？岐伯曰：此人颇有阴者也。黄帝曰：何以知其颇有阴也？岐伯曰：多阳者多喜，多阴者多怒，数怒而[①]易解，故曰颇有阴，其阴阳之离合难，故其神不能先行也。

黄帝曰：其气与针相逢奈何？岐伯曰：阴阳和调，而血气淖泽滑利，故针入而气出，疾而相逢也。

黄帝曰：针已出而气独行者，何气使然？岐伯曰：其阴气多而阳气少，阴气沉而阳气浮者，当有其气两字内藏，故针已出气乃随其后，故独行也。

黄帝曰：数刺乃知，何气使然？岐伯曰：此人之多阴而少阳，其气沉而气往难，故数刺乃知也。

黄帝曰：针入而气逆者，何气使然？岐伯曰：其气逆与其数刺病益甚者，非阴阳之气，浮沉之势也，此皆粗之所败，工[②]之所失，其形气无过焉。

---

① 而：赵本及无名氏本并作“者”。

② 工：无名氏本作“上”，作“工”义长。

起手分提，中后一一分顶，布局措词毫无奇异，妙在前五段皆形气之事，末段非形气之过也，笔势于平中见侧，使通篇精神迸露。

此篇与《阴阳二十五人》篇、《通天》篇义相发明，当互观之。

上膈第六十八

黄帝曰：气为上膈者，食饮入而还出，余已知之矣，虫为下膈，下膈者，食晬时乃出，余未得其意（用开合之笔起），愿卒闻之。岐伯曰：喜怒不适，食饮不节，寒温不时（三句病源，），（以下病机）则寒汁流于肠中（玩“寒汁”二字，可悟治法，盖寒汁裹血，而凝为痈也），流于肠中则虫寒，虫寒则积聚，守于下管，则肠胃充郭，卫气不营，邪气居之，人食则虫上食，虫上食则下管虚，下管虚则邪气胜之，积聚已[①]留，留则痈成，痈成则下管约。（以下病证）其痈在管内者，即而痛深；其痈在外者，则痈外而痛浮，痈上皮热。

黄帝曰：刺之奈何（以下治法）？岐伯曰：微按其痈，视气所行，先浅刺其傍，稍内益深，还而刺之，无[②]过三行，察其沉浮，以为深浅。已刺必熨（玩“刺”、“熨”二字，可悟用药法），令热入中，日使热内，邪气益衰，大痈乃溃。

---

① 已：赵本及无名氏本并作“以”，“以”与“已”通。

② 无：赵本及无名氏本并作“毋”，“无”与“毋”通。《易·屯·六三》：“既鹿无虞。”汉帛书本无作毋。《书·舜典》：“无相夺伦。”《史记·五帝本纪》作“毋相夺伦”。

伍以参禁（可参膈之难治），以除其内，恬惔无为，乃能行气，后以咸苦，化谷乃下矣（此乃后一层事）。此句重在“后”字，若早用咸苦，则大误矣，血得咸则凝，而苦又令人呕也。

陈义既高，铸词亦洁，源流俱备，使读者无简略之憾。

忧恚无言第六十九

黄帝问于少师曰：人之卒然忧恚，而言无音者，何道之塞，何气出行[①]，使音不彰？愿闻其方。少师答曰：咽喉者，水谷之道也。喉咙者，气之所以上下者也。会厌者，音声之户也。口唇者，音声之扇也。舌者，音声之机也。悬雍垂者，音声之关也。颃颡者，分气之所泄也。横骨者，神气所使，主发舌者也。故人之鼻洞涕出不收者，颃颡不开，分气失也（借证一笔，以曲其势）。是故厌小而薄[②]，则发气疾，其开阖利，其出气易；其厌大而厚，则开阖难，其气出迟，故重言也。人卒然无音者，寒气客于厌，则厌不能发，发不能下至，似当作“上至”。其开阖不致，故无音。

黄帝曰：刺之奈何？岐伯曰：足之少阴，上系于舌，络于横骨，终于会厌。两泻其血脉，浊气乃辟。会厌之脉，上络任脉，取之天突，其厌乃发也。

---

① 出行：《甲乙经·寒气客于厌发喑不能言第二》作“不行”，作“不行”是。

② 薄：此前赵本及无名氏本并有“疾”字。

文体直而少曲，而事理颇精，唇口之内分析功用莫详于此矣。尝论会厌关于督脉，读此乃自信其说之不误也。

寒热第七十

黄帝问于岐伯曰：寒热瘰疬，在于颈腋者，皆何气使生？岐伯曰：此鼠瘘也，皆寒热之毒气①，留于脉而不去者也。黄帝曰：去之奈何？岐伯曰：鼠瘘之本，皆在于藏，其末上出于颈腋之间（诸阴脉齐颈而还），其浮于脉中，而未内著于肌肉，而外为脓血者，易去也。黄帝曰：去之奈何？岐伯曰：请从其本引其末（是养其阴，而宣其阳），可使衰去，而绝其寒热。审按其道以予之，徐往徐来以去之，其小如麦者，一刺知，三刺而已。黄帝曰：决其生死奈何？岐伯曰：反其目视之，其中有赤脉，上下贯瞳子，见一脉，一岁死；见一脉半，一岁半死；见二脉，二岁死；见二脉半，二岁半死；见三脉，三岁而死；见赤脉，不下贯瞳子，可治也。

前三篇各论一事，理所宜察，而文无可观。

邪客第七十一

黄帝问于伯高曰：夫邪气之客人也，或令人目不瞑不卧出者，疑当作“不汗出者”。何气使然？伯高曰：五谷入于

① 此鼠瘘也，皆寒热之毒气：赵本及无名氏本并作“此皆鼠瘘寒热之毒气也”。

胃也，其糟粕津液宗气分为三隧。故宗气积于胸中，出于喉咙，以贯心肺[1]，而行呼吸焉。营气者，泌其津液，注之于脉，化以为血，以荣四末，内注五藏六府，以应刻数焉。卫气者，出其悍气之慓疾，而先行于四末分肉皮肤之间，而不休者也（长江大河，浑浩流转）。昼日行于阳，夜行于阴，常从足少阴之分间，行于五藏六府。今厥气客于五藏六府，则卫气独卫其外，行于阳，不得入于阴，行于阳则阳气盛，阳气盛则阳跻陷，不得入于阴，阴虚，故目不瞑。黄帝曰：善。治之奈何？伯高曰：补其不足，泻其有余，调其虚实，以通其道，而去其邪，饮以半夏汤，一剂，阴阳已通，其卧立至。黄帝曰：善。此所谓决渎壅塞，经络大通，阴阳和得者也，愿闻其方。伯高曰：其汤方，以流水千里以外者，八升，扬之万遍，取其清五升，煮之，炊以苇薪，火沸，置秫米一升，治半夏五合，徐炊，令竭为一升半，去其滓，饮汁一小杯，日三，稍益，以知为度。故其病新发者，覆杯则卧，汗出则已矣。久者，三饮而已也。今人用此汤不依此法，故或效或不效。黄帝问于伯高曰：愿闻人之肢节，以应天地，奈何？伯高答曰：天圆地方，人头圆足方以应之。天有日月，人有两目。地有九州，人有九窍。天有风雨，人有喜怒。天有雷电，人有音声。天有四时，人有四肢。天有五音，人有五藏。天

---

① 肺：赵本及无名氏本并作“脉”。

有六律，人有六府。天有冬夏，人有寒热。天有十日，人有手十指。辰有十二，人有足十趾茎垂以应之；女子不足二节，以抱人形。虚其位以怀孕人形。天有阴阳，人有夫妻。岁有三百六十五日，人有三百六十节。地有高山，人有肩膝。地有深谷，人有腋腘。地有十二经水，人有十二经脉。地有泉脉，人有卫气。地有草蓂，人有毫毛。天有昼夜，人有卧起。天有列星，人有牙齿。地有小山，人有小节。地有山石，人有高骨。地有林木，人有募筋。地有聚邑，人有䐃肉。岁有十二月，人有十二节。地有四时不生草，人有无子。此人与天地相应者也。

黄帝问于岐伯曰：余愿闻持针之数，内针之理，纵舍之意，扦皮开腠理，奈何？脉之屈折出入之处，焉至而出，焉至而止，焉至而徐，焉至而疾，焉至而入？六府之输于身者，余愿尽闻少序①，二字有误。别离之处，离而入阴，别而入阳，此何道而从行？愿尽闻其方。岐伯曰：帝之所问，针道毕矣。黄帝曰：愿卒闻之。岐伯曰：手太阴之脉，出于大指之端，内屈，循白肉际，至本节之后大渊，留以澹，外屈，上于本节下，内屈，与阴诸络会于鱼际，数脉并注，其气滑利，伏行壅骨之下，外屈，出于寸口而行，上至于肘内廉，入于大筋之下，内屈，上行臑

① 少序：无名氏本作“少叙”，《太素·经脉之二·脉行同异》作“其序”，作“其序”是。“序”与“叙”通，《说文通训定声·豫部第九》：“序假借为叙。”

阴，入腋下，内屈走肺，此顺行逆数之屈折也。心主之脉，出于中指之端，内屈，循中指内廉，以上，留于掌中，伏行两骨之间，外屈出两筋之间，骨肉之际，其气滑利，上二寸，外屈，出行两筋之间，上至肘内廉，入于小筋之下，留两骨之会上，入于胸中，内络于心脉[①]。黄帝曰：手少阴之脉独无腧，何也？岐伯曰：少阴，心脉也。心者，五藏六府之大主也，精神之所舍也，其藏坚固，邪弗能容也。容之则心伤，心伤则神去，神去则死矣。故诸邪之在于心者，皆在于心之包络，包络者心主之脉也，故独无腧焉。黄帝曰：少阴独无腧者，不病乎？岐伯曰：其外经病而藏不病，故独取其经于掌后锐骨之端。其余脉出入屈折，其行之徐疾，皆如手少阴心主之脉行也（是言身脉皆出于心也）。故本腧者，本，如原道、原毁之“原”，是发明之义也。皆因其气之虚实疾徐以取之，是谓因冲而泻，因衰而补，如是者，邪气得去，真气坚固，是谓因天之序。

黄帝曰：持针纵舍奈何？岐伯曰：必先明知十二经脉之本末，皮肤之寒热，脉之盛衰滑涩。其脉滑而盛者病日进，虚而细者久以持，大以涩者为痛痹，阴阳如一者病难治。其本末尚热者，病尚在；其热已衰者，其病亦去矣。持其尺，察其肉之坚脆小大滑涩寒温燥湿。因视目之五色，以知五藏，而决死生。视其血脉，察其色，以知其寒

---

① 脉：无名氏本作“肺”，作“肺”似是。

热痛痹。

黄帝曰：持针纵舍，余未得其意也。岐伯曰：持针之道，欲端以正，安以静，先知虚实，而行疾徐，左手执骨，右手循之，无与肉果，果，果累也。泻欲端以正，补必闭肤，辅针导气，邪得淫泆，真气得居。黄帝曰：扞皮开腠理奈何？岐伯曰：因其分肉，左别其肤，微内而徐端之，适神不散，邪气得去。

黄帝问于岐伯曰：人有八虚，各何以候？岐伯答曰：以候五藏。黄帝曰：候之奈何？岐伯曰：肺心有邪，其气留于两肘；肝有邪，其气留[①]于两腋；脾有邪，其气留于两髀；肾有邪，其气留于两腘。凡此八虚者，皆机关之室，真气之所过，血络之所游，邪气恶血，固不得住留，住留则伤筋络[②]骨节，机关不得屈伸，故病[③]挛也。

通篇笔致夭矫，如神龙之蜿蜒空中，惜文义前后不相承，理法无可揣摩。

通天第七十二

黄帝问于少师曰：余尝闻人有阴阳，何谓阴人，何谓阳人？少师曰：天地之间，六合之内，不离于五（总提），

---

① 留：赵本及无名氏本并作“流”。“留”与“流”通。《庄子·天地》“留动而生物”，陆德明《经典释文》卷二十七曰：“留或作流。”朱骏声《说文通训定声·孚部第六》以为“留”假为流。

② 筋络：无名氏本作“经络”。

③ 病：赵本及《太素·九针之二·刺法》作“痀”。《说文解字》第七下：“痀，曲脊也。”

人亦应之，非徒一阴一阳而已也，而略言耳，口弗能遍明也。黄帝曰：愿略闻其意，有贤人圣人心，能备而行之乎？谓今但愿闻其略，将来有贤圣之人，当能备而行之。句拙而晦，疑“心”字误。少师曰：盖有太阴之人（分提），少阴之人，太阳之人，少阳之人，阴阳和平之人。凡五人者，其态不同，其筋骨气血各不等（领下）。

黄帝曰：其不等者，可得闻乎？少师曰：太阴之人（先叙性情），贪而不仁，下齐湛湛，自下，以齐于众。好内而恶出，心和而不发，不务于时，动而后之，此太阴之人也。少阴之人，小贪而贼心，见人有亡，常若有得，好伤好害，见人有荣，乃反愠怒，心疾而无恩，此少阴之人也。太阳之人，居处于于，好言大事，无能而虚说，志发于四野，举措不顾是非，为事如常自用，事虽败而常无悔，此太阳之人也。少阳之人，諟谛，好自贵，有小小官，则高自宜，好为外交，而不内附，此少阳之人也。阴阳和平之人，居处安静，无为惧惧，无为欣欣，婉然从物，或与不争，与时变化，尊则谦谦，谭而不治，是谓至治（独用硬煞）。古之善用针艾者，视人五态乃治之，盛者泻之，虚者补之（束上领下）。黄帝曰：治人之五态奈何？少师曰：太阴之人（叙治，带叙血气阴阳），多阴而无阳，其阴血浊，其卫气涩，阴阳不和，缓筋而厚皮，不之疾泻，不能移之。少阴之人，多阴少阳，小胃而大肠，六府不调，其阳明脉小，而太阳脉大，必审调之，其血易脱，其气易败也。太阳之人，多阳而少阴，必谨调之，无脱其阴，而泻其阳，阳重脱者易狂，阴阳皆脱者暴死，不知人也。少阳之人，多阳少阴，经小而络大，血在中而气外，实阴而虚阳，独泻其络脉，则强气脱而疾，中气不足，病不起也。强气，即卫气也。阴阳和平之人，其阴阳之气和，血脉调，谨诊其阴阳，视其邪正，安容仪，审有余不足，盛则泻之，虚则补之，不盛不虚，以经取之。此所以调阴阳，别五态之人者也（勒住）。黄帝曰：夫五态之人者，相与无故①，卒然新会，未知其行也，何以别之（承上，折入五态）？少师答曰：众人之属，不如五态之人者，故五五二十五人，而五态之人不与焉，五态之人，尤不合于众者也（先叙大概）。黄帝曰：别五态之人奈何？少师曰：太阴之人（详叙五态），其状黮黮然黑色，念然下意，临临然长大，腘然未偻，此太阴之人也。少阴之人，其状清然窃然，固以阴贼，立而躁崄，行而似伏，此少阴之人也。太阳之人，其状轩轩储储，反身折腘，此太阳之人也。少阳之人，其状立则好仰，行则好摇，其两臂两肘，则常出于背，此少阳之人也。阴阳和平之人，其状委委然，随随然，颙颙然，愉愉然，暶暶然，豆豆然，众人皆曰君子，此阴阳和平之人也。读《阴阳二十五人》篇、《行针》篇及此篇，知人之性情皆分于血气，即圣贤所谓血气之性也。

① 无故：赵本及无名氏本“无”并作“毋”。“毋”与“无”通。

布局与《二十五人》篇同，而篇幅校①短，搏捖②尤觉有力，足供揣摩。先叙性情，后叙形态，有倒入之势，文阵与《本藏》亦相似。

---

① 校（jiáo 较）：犹较也。

② 捖（wán 完）：《玉篇·手部》：“捖，打也。”

卷十一

官能第七十三

黄帝问于岐伯曰：余闻九针于夫子，众多矣，不可胜数，余推而论之，以为一纪。余司诵之，子听其理，非则语余，请正其道，令可久传，后世无患，得其人乃传，非其人勿言（下文俱从此数语中写出，便全在空中）。岐伯稽首再拜曰：请听圣王之道。

黄帝曰：用针之理（以下如童子背书，心目全注于空中），必知形气之所在，左右上下，阴阳表里，血气多少，行之逆顺，出入之合，谋伐有过。知解结，知补虚泻实，上下气门，明通于四海，审其所在，寒热淋露，以输异处，审于调气，明于经隧，左右肢络，尽知其会。寒与热争，能合而调之，虚与实邻，知决而通之，左右不调，把①而行之，明于逆顺，乃知可治，阴阳不奇，故知起时，审于本末，察其寒热，得邪所在，万刺不殆，知官九针，刺道毕矣。明于五输，徐疾所在，屈伸出入，皆有条理，言阴与阳，合于五行，五藏六府，亦有所藏，四时八风，尽有阴阳，各得其位，合于明堂，各处色部，五藏六府，察其所

① 把：无名氏本作“犯”。

痛，左右上下，知其寒温，何经所在，审皮肤之寒温滑涩，知其所苦，膈有上下，知其气所在。先得其道，稀而疏之，稍深以留，故能徐入之。大热在上，推而下之，从下上者，引而去之，视前痛者，常先取之。大寒在外，留而补之，入于中者，从合泻之。针所不为，灸之所宜，上气不足，推而扬之，下气不足，积而从之，阴阳皆虚，火自当之，厥而寒甚，骨廉陷下，寒过于膝，下陵三里，阴络所过，得之留止，寒入于中，推而行之，经陷下者，火则当之，结络坚下①，火所治之。不知所苦，两跻之下，男阴女阳，良工所禁，针论毕矣。用针之服，必有法则，上视天光，下司八正，以辟奇邪，而观百姓，审于虚实，无犯其邪。是得天之露，遇岁之虚，救而不胜，反受其殃，故曰：必知天忌，乃言针意。法于往古，验于来今，观于窈冥，通于无穷，粗之所不见，良工之所贵，莫知其形，若神仿佛。邪气之中人也，洒淅动形。正邪之中人也微，先见于色，不知于其身，若有若无，若亡若存，有形无形，莫知其情。是故上工之取气，乃救其萌芽；下工守其已成，因败其形。是故工之用针也，知气之所在，而守其门户，明于调气，补泻所在，徐疾之意，所取之处。泻必用员，切而转之，其气乃行，疾而徐出，邪气乃出，伸

① 下：赵本及无名氏本并作“紧”，义长。

而迎之，遥[①]大其穴，气出乃疾。补必用方，外引其皮，令当其门，左引其枢，右推其肤，微旋而徐推之，必端以正，安以静，坚心无解，欲微以留，气下而疾出之，推其皮，盖其外门，真气乃存。用针之要，无忘其神。此处当有岐伯赞叹数语。

（以下当另为一篇，因与起处文义相承，而附编于此耳）雷公问于黄帝曰：针论曰：得其人乃传，非其人勿言。何以知其可传？黄帝曰：各得其人，任之其能，故能明其事。雷公曰：愿闻官能，奈何？黄帝曰：明目者，可使视色。聪耳者，可使听音。捷疾辞语者，可使传论语。徐而安静，手巧而心审谛者，可使行针艾，理血气而调诸逆顺，察阴阳而兼诸方。缓节柔筋而心和调者，可使导引行气。疾毒言语轻人者，可使唾痈咒病。爪苦手毒，为事善伤者，可使按积抑痹（笔致俱生动可喜）。各得其能，方乃可行，其名乃彰，不得其人，其功不成，其师无名，故曰：得其人乃言，非其人勿传，此之谓也。手毒者（申一笔，更见生动），可使试按龟，置龟于器下，而按其上，五十日而死矣，手甘者，复生如故也。

措词之板，实全经中无有甚于此者，而偏能运实于虚，化板为活，布局之巧，可谓妙想天开。

---

① 遥：《甲乙经·针道第四》作“摇”。“遥”与“摇”通。《汉书·礼乐志》：“将摇举。”颜注引如淳曰：“摇或作遥。”《诗·郑风》“河上乎逍遥。”《经典释文》卷五：“逍遥本又作消摇。”

论疾诊尺第七十四

黄帝问于岐伯曰：余欲无视色持脉，独调其尺，以言其病，从外知内，为之奈何？岐伯曰：审其尺之缓急小大滑涩，肉之坚脆，而病形定矣（总领下文）。视人之目窠上，微痈，如新卧起状，其颈脉动，时咳，按其手足上，窅而不起者，风水肤胀也。尺肤滑其淖泽者，风也。尺肉弱者解㑊。安卧脱肉者寒热，不治。尺肤滑而泽脂者，风也。尺肤涩者，风痹也。尺肤粗如枯鱼之鳞者，水泆饮也。尺肤热甚，脉盛躁者，病温也，其脉盛而滑者，汗且出[①]也。尺肤寒，其脉小者，泄少气。尺肤炬然，先热后寒者，寒热也。尺肤先寒，久持[②]之而热者，亦寒热也。肘所独热者，腰以上热；手所独热者，腰以下热。肘前独热者，膺前热；肘后独热者，肩背热。臂中独热者，腰腹热。肘后粗以下三四寸热者，肠中有虫。掌中热者腹中热，掌中寒者腹中寒。鱼上白肉有青血脉者，胃中有寒。尺炬然热，人迎大者，当夺血。尺坚大，脉小甚，少气，悗，有加，立死。

目赤色者，病在心，白在肺，青在肝，黄在脾，黑在肾。黄色不可名者，病在胸中。诊目痛，赤脉从上下者太

① 汗且出：汗，赵本作“病”，《灵枢识》：“病且作汗且，义尤通。”

② 持：赵本及无名氏本并作“大”，《太素·诊候之二·尺诊》《甲乙经·病形脉诊第二上》并作“持”，作“持”是。

阳病，从下上者阳明病，从外走内者少阳病。诊寒热，赤脉上下至瞳子，见一脉，一岁死；见一脉半，一岁半死；见二脉，二岁死；见二脉半，二岁半死；见三脉，三岁死。诊龋齿痛，按其阳之来，有过者独热，在左左热，在右右热，在上上热，在下下热。

诊血脉者，多赤多热，多青多痛，多黑为久痹，多赤多黑多青皆见者寒热。身痛[①]而[②]色微黄，齿垢黄，爪甲上黄，黄疸也，安卧，小便黄赤，脉小而涩者，不嗜食。

人病，其寸口之脉，与人迎之脉小大等，及其浮沉等者，病难已也。女子，手少阴脉动甚者，娠子。婴儿病，其头毛皆逆上者必死。耳间青脉起者掣痛。大便赤瓣飧泄，脉小者，手足寒，难已；飧泄，脉小，手足温，泄[③]易已。

四时之变，寒暑之胜，重阴必阳，重阳必阴，故阴主寒，阳主热，故寒甚则热，热甚则寒。故曰：寒生热，热生寒，此阴阳之变也。故曰：冬伤于寒，春生瘅热；春伤于风，夏生飧泄[④]肠澼；夏伤于暑，秋生痎疟；秋伤于湿，冬生咳嗽。是谓四时之序也。

---

① 身痛：《脉经·扁鹊华佗察声色要决第四》《病源·黄疸候》“身痛”均连上读。

② 而：《太素·九候之三·杂诊》《脉经·扁鹊华佗察声色要决第四》《病源·黄疸候》并作“面”，义长。

③ 泄：无名氏本作“亦”，作“亦”是。

④ 飧泄：赵本及无名氏本并作“后泄”。

条列事类，而用笔之长短伸缩，无理法可寻，不及前卷《寒热》《癫狂》诸篇矣，至其事理明备，业道者宜详察之。

刺节真邪第七十五

黄帝问于岐伯曰：余闻刺有五节（直起），奈何？岐伯曰：固有五节（点明条目）：一曰振埃，二曰发蒙，三曰去爪，四曰彻衣，五曰解惑。黄帝曰：夫子言五节，余未知其意。岐伯曰：振埃者（先分叙大意），刺外经，去阳病也。发蒙者，刺府输，去府病也。去爪者，刺关节肢络也。彻衣者，尽刺诸阳之奇输也。解惑者，尽知调阴阳，补泻有余不足相倾移也。黄帝曰：刺节言振埃，夫子乃言刺外经去阳病，余不知其所谓也，愿卒闻之（次分叙其详）。岐伯曰：振埃者，阳气大逆，上满于胸中，怀①膹肩息，大气逆上，喘喝坐伏，病恶埃烟，䬪不得息，请言振埃，尚疾于振埃。黄帝曰：善取之何如？岐伯曰：取之天容。黄帝曰：其咳上气，穷诎胸痛者，取之奈何？岐伯曰：取之廉泉。黄帝曰：取之有数乎？岐伯曰：取天容者，无过一里，取廉泉者，血变而止。“里”字义无考，或“往”之讹也。帝曰：善哉。

黄帝曰：刺节言发蒙，余不得其意。夫发蒙者，耳无所闻，目无所见。夫子乃言刺府输去府病，何输使然，愿闻其故。岐伯曰：妙乎哉问也！此刺之大约，针之极也，

---

① 怀：赵本及无名氏本并作“愤”，作“愤”是。

神明之类也，口说书卷，犹不能及也，请言发蒙，尚疾于发蒙也。黄帝曰：善。愿卒闻之。岐伯曰：刺此者，必于日中，刺其听宫，中其眸子，声闻于耳，此其输也。黄帝曰：善。何谓声闻于耳？岐伯曰：刺之①，以手坚按其两鼻窍，而疾偃之，其声必应于针②也。黄帝曰：善。此所谓弗见为之，而无目视，见而取之，神明相得者也。

黄帝曰：刺节言去爪，夫子乃言刺关节肢络，愿卒闻之。岐伯曰：腰脊者身之大关节也。肢胫者人之管以趋翔也。茎垂者身中之机，阴精之候，津液之道也。故饮食不节，喜怒不时，津液内溢，乃下流③于睾，血道不通，日大不休，俯仰不便，趋翔不能，此病荥然有水，不上不下，铍石所取，形不可匿，常不得蔽，故命曰去爪。帝曰：善。

黄帝曰：刺节言彻衣，夫子乃言尽刺诸阳之奇输，未有常处也，愿卒闻之。岐伯曰：是阳气有余而阴气不足，阴气不足则内热，阳气有余则外热，内热相搏，热于怀炭，外畏绵帛④，不可近身，又不可近席，腠理闭塞，则

---

① 之：赵本作“邪”。

② 而疾偃之，其声必应于针：赵本及无名氏本“偃”后并无“之”字，《类经·针刺类·刺有五节》《注证发微》《黄帝内经灵枢集注》并作“疾偃其声，必应于针”，似是。

③ 流：赵本及无名氏本并作“留”，《太素·九针之二·五节刺》作“溜”，《甲乙经·足厥阴脉动喜怒不时发㿗疝遗溺癃第十一》作“溢”。留、溜、流互通。

④ 外畏绵帛：此后赵本及无名氏本并有“近”字。

汗不出，舌焦唇槁，腊干嗌燥，饮食不让美恶。黄帝曰：善。取之奈何？岐伯曰：取[①]之于其天府大杼，三痏，又刺中膂以去其热，补足手太阴以出[②]其汗，热去汗稀，疾于彻衣。黄帝曰：善。

黄帝曰：刺节言解惑，夫子乃言尽知调阴阳，补泻有余不足相倾移也，惑何以解之？岐伯曰：大风在身，血脉偏虚，虚者不足，实者有余，轻重不得，倾侧宛伏，不知东西，不知南北，乍上乍下，乍反乍覆，颠倒无常，甚于迷惑。黄帝曰：善。取之奈何？岐伯曰：泻其有余，补其不足，阴阳平复，用针若此，疾于解惑。黄帝曰：善。请藏之灵兰之室，不敢妄出也。以上论刺节之义已毕。

黄帝曰：余闻刺有五邪（另起），何谓五邪？岐伯曰：病有持痈者，有容大者，有狭小者，有热者，有寒者，是谓五邪（点明条目）。黄帝曰：刺五邪奈何？岐伯曰：凡刺五邪之方，不过五章（先叙大概），痹热消灭，肿聚散亡，寒痹益温，小者益阳，大者必去，请道其方。

凡刺痈邪（次叙其详），无迎陇（此五段中俱以七字为句，而协之以韵），易俗移性，不得脓，诡[③]道更行，去其乡，不安处所，乃散亡。诸阴阳过痈者，过者，盛也。痈者，壅也。

---

① 取：赵本及无名氏本并作“或”，《太素·九针第二·五节刺》《甲乙经·六经受病发伤寒热病第一上》并作“取”，作“取”是。

② 出：赵本作“去”。

③ 诡：赵本及无名氏本并作“脆”，《太素·九针之二·五邪刺》作“诡”，《甲乙经·九针九变十二节五刺五邪第二》作“越”。

取之其输，泻之。

凡刺大邪，日以小，夺①其有余，乃益剽，通针其邪②，肌肉亲，视之毋有，反其真。刺诸阳分肉间。

凡刺小邪，日以大，补其不足，乃无害，视其所在，迎之界，远近尽至，其不得外，侵而行之，乃自费。刺分肉间。

凡刺热邪，越而苍，出游不归，乃无殃③，针④为开通，辟门户，使邪得出，病乃去⑤。

凡刺寒邪，日以温，徐往徐来，致其神，门户已闭，气不分，虚实得调，其气存也。黄帝曰：官针奈何？岐伯曰：刺痈者用铍针，刺大者用锋针，刺小者用员利针，刺热者用镵针，刺寒者用毫针也。以上论五邪及其治法，下又申明寒热两偏之治法，即从五邪推出言之，以渐渐引入真邪作结也。

请言解谕⑥（承上说下），解谕，譬喻也，原作"解论"，非，谓以比譬之说申明前旨。人⑦与天地相应，与四时相副者，人

---

① 夺：此前赵本及无名氏本并有"泄"字。

② 乃益剽，通针其邪：赵本及无名氏本"益"后有"虚"字，"剽"后有"其"字，断如"乃益虚，剽其通，针其邪。"《太素·九针之二·五邪刺》作"慓其道"，《甲乙经·九针九变十二节五刺五邪第二》作"摽其道"。作"剽其道"是。"摽"与"剽"通，《说文解字》曰"剽，砭刺也。"

③ 殃：赵本及无名氏本并作"病"。

④ 针：赵本及无名氏本并无此字。

⑤ 去：赵本及无名氏本并作"已"。

⑥ 谕：赵本及无名氏本并作"论"。

⑦ 人：赵本及无名氏本俱無此字。

参天地，故可为解。下有渐洳，上生苇蒲（此言天地相应，似有脱文），此所以知形气之多少也。阴阳者，寒暑也（此言四时副，提起“寒热”二字）。热则滋雨而在上，根荄少汁，人气在外，皮肤缓，腠理开，血气减，汗大泄，皮淖泽。寒则地冻水冰，人气在中，皮肤致，腠理闭，汗不出，血气强，肉坚涩。当是之时，善行水者不能往冰，善穿地者不能凿冻，善用针者亦不能取四厥，血脉凝结，坚搏不往来者，亦未可即柔。故行水者必待天温，冰释冻解，而水可行，地可穿也。人脉犹是也，治厥者，必先熨，调和其经，掌与腋、肘与脚、项与脊，以调之，火气已通，血脉乃行，然后视其病脉，淖泽者，刺而平之，坚紧者，破而散之，气下乃止，此所①以解结者也。

用针之类，在于调气，气积于胃，以通营卫，各行其道。宗气留于海，其下者注于气街，其上者走于息道。故厥在于足，宗气不下，脉中之血，凝而留止，弗之火调，弗能取之。用针者，必先察其经络之实虚，切而循之，按而弹之，视其应动者，乃后取之，而下之。六经调者，谓之不病，虽病，谓之自已也。一经上实下虚而不通者，此必有横络盛加于大经，令之不通，视而泻之，此所谓解结者也。

上寒下热，先刺其项太阳，久留之，已刺，则熨项与

① 所：此后赵本及无名氏本并有“谓”字。

肩胛，令热下合，乃止，此所谓推而上之者也。

上热下寒，视其虚脉而陷之于经络者，取之，气下乃止，此所谓引而下之者也。

大热遍身，狂而妄见，妄闻妄言，视足阳明及大络，取之，虚者补之，血而实者泻之，因其偃卧，居其头前，以两手四指挟按颈动脉，久持之，卷而切推①，下至缺盆中而止，复如前②，热去乃止，此所谓推而散之者也。以上为中半篇，承上起下，以下乃发真邪。

黄帝曰：有一脉生数十病者（另起），或痛，或痈，或热，或寒，或痒，或痹，或不仁，变化无穷，其故何也？岐伯曰：此皆邪气之所生也。黄帝曰：余闻气者，有真气，有正气，有邪气，何谓真气？岐伯曰：真气者，所受于天，与谷气并，而充身也。正气者，正风也，从一方来，非实风，又非虚风也。邪气者，虚风之贼伤人也，其中人也深，不能自去。正风者，其中人也浅，合而自去，其气来柔弱，不能胜真气，故自去。虚邪之中人也，洒淅动形，起毫毛而发腠理。其入深，内搏③于骨，则为骨痹。搏于筋，则为筋挛。搏于脉中，则为血闭不通，则为痈。搏于肉，与卫气相搏，阳胜者则为热，阴胜者则为寒。寒则真气去，去则虚，虚则寒。搏于皮肤之间，其气外发，

① 切推：无名氏本作“切之”。

② 缺盆中而止，复如前：赵本作“缺盆中而复止，如前”，无名氏本作“缺盆中复止，如前”。

③ 搏：本篇“搏”字赵本俱作“抟”。

腠理开，毫毛摇，气往来行，则为痒；留而不去，则为痹①；卫气不行，则为不仁。虚邪遍容于身半，其入深，内居营卫②，营卫稍衰，则真气去，邪气独留，发为偏枯。其邪气浅者，脉偏痛。虚邪之入于身也深，寒与热相搏，久留而内著，寒胜其热，则骨疼肉枯；热胜其寒，则烂肉腐肌为脓，内伤骨，内伤骨为骨蚀。有所疾（下五项首句皆承虚邪入于身来，所谓无常处也），前筋筋屈不得伸，《经筋》篇有"下散前后"与"前及胸痛"之文。邪气居其间而不反，发为筋溜（是有常名也）。有所结，气归之，卫气留之，不得反，津液久留，合而为肠溜，久者数岁乃成，以手按之，柔也。有所结，气归之，津液留之，邪气中之，凝结，日以易甚，易，变易也，流走无定之谓也，故下接云"连以聚居"，马注谓同"益"，未协。连以聚居，为昔瘤，久瘤也。上"筋溜"、"肠溜"俱宜作"瘤"，即癥块也，又见下卷《九针论》中。以手按之坚。有所结，深中骨，气因于骨，骨与气并，日以益大，则为骨疽。有所结，中于肉，宗气归之，邪留而不去，有热则化而为脓，无热则为肉疽。凡此数气者，其发无常处而有常名也。五个"有所"，即悬空指其处而言之，以无常处故也。

三千字只以四节尽之，每节各有五排却不嫌板，所谓大阵包小阵、大营包小营，笔力坚悍古朴，千古无两。

---

① 则为痹：赵本无"为"字，无名氏本无"则"字。
② 营卫：赵本及无名氏本并作"荣卫"，下同。

前半论刺节，后半论真邪，中间以五邪寒热作枢纽，笔笔皆系实事，不见承接转换之迹，求道者最宜先读此种文字，为其字字留目也。

卫气行第七十六

黄帝问于伯高[①]曰：愿闻卫气之行（点题），出入之合，何如？伯高曰：岁有十二月，日有十二辰，子午为经，卯酉为纬。天周二十八宿，而一面七星，四七二十八星，房昴为纬，虚张为经。张，当是“星”。是故房至毕为阳，昴至心[②]为阴（略顿），阳主昼，阴主夜（二句承上起下）。故卫气之行，一日一夜，五十周于身，昼日行于阳二十五周，夜行于阴二十五周，周于五藏（总叙阴阳周数，略顿）。是故平旦阴尽，阳气出于目（分叙，叙行阳之部），目张则气上行于头，循项，下足太阳，循背，下至小指之端。其散者（是同时分道并行），别于目锐眦，下手太阳，下至手小指之间外侧。其散者，别于目锐眦，下足少阳，注小指次指之间，以上循手少阳之分，侧下至小指之间。别者，以上至耳，前合于颔脉，注足阳明，以下行，至跗上，入五指之间。其散者，从耳下，下手阳明，入大指之间，入掌中。其至于足也，入足心，出内踝，下行阴分，复合于目，故为一周。据此经义，是手足三阳同时并行，而又从足太阳、足阳明

① 伯高：本篇“伯高”，赵本及无名氏本并俱作“岐伯”。
② 心：无名氏本作“尾”，作“心”似是。

同时并入于阴分也。三阳者，阳经之部分也。阴分者，阴经之部分也。是故日行一舍（叙行阳之数），人气行一周与十分身之八；日行二舍，人气行三周于身与十分身之六；日行三舍，人气行于身五周与十分身之四；日行四舍，人气行于身七周与十分身之二；日行五舍，人气行于身九周；日行六舍，人气行于身十周与十分身之八；日行七舍，人气行于身十二周与十分身之六；日行十四舍，人气二十五周于身，有奇分，与十分身之二，阳尽于阴，阴受气矣。其始入于阴（叙行阴之部），当[①]从足少阴注于肾，肾注于心，心注于肺，肺注于肝，肝注于脾，脾复注于肾，为一周也[②]。是故夜行一舍（叙行阴之数），人气行于阴藏一周与十分藏之八，亦如阳行之二十五周，而复合于目。阴阳一日一夜，合有奇分十分身之二，与十分藏之二（总束上文），是故人之所以卧起之时有早晏者，奇分不尽故也（勒住）。

黄帝曰：卫气之在于身也（提起"在"字，是从"行"字推出言之，为后半篇主脑），上下往来不以期，候气而刺之，奈何？上文明叙有期矣，此言不以期者，上乃气所行之期，此指气所在之期，以明刺法也。气所行者，手足六阳同时并出，难专所在也。气所在者，气所最盛之部，即气所往来交会之部也。起处"出入"二字是言身与藏气之内外也，此"来往"二字是专言身气之上下也。伯高曰：分有多少，日有长短（亦从天说起），春秋冬

---

① 当：赵本及无名氏本并作"常"。据本书《邪客》云卫气"常从足少阴之分间，行于五藏六府"，作"常"义长。

② 一周也：赵本及无名氏本并无"一"、"也"二字。

夏，各有分理，然后常以平旦为纪，以夜尽为始。是故一日一夜，水下百刻，二十五刻者，半日之度也，昼日之半也，一日一夜四分之。常如是，毋已，日入而止，随日之长短，各以为纪而刺之。谨候其时，病可与期，失时反候，百病不治（略顿）。故曰：刺实者，刺其来也；刺虚者，刺其去也。此言气存亡之时，以候虚实而刺之也（唱醒“在”字，存亡虚实即“在”、“不在”注脚）。是故谨候气之所在（“在”字响）而刺之，是谓逢时（略顿）。病[①]在于三阳，必候其气在于阳而刺之；病在于三阴，必候其气在阴分而刺之（开下）。水下一刻（分叙），人气在太阳；水下二刻，人气在少阳；水下三刻，人气在阳明；水下四刻，人气在阴分；水下五刻，人气在太阳；水下六刻，人气在少阳；水下七刻，人气在阳明；水下八刻，人气在阴分；水下九刻，人气在太阳；水下十刻，人气在少阳；水下十一刻，人气在阳明；水下十二刻，人气在阴分；水下十三刻，人气在太阳；水下十四刻，人气在少阳；水下十五刻，人气在阳明；水下十六刻，人气在阴分；水下十七刻，人气在太阳；水下十八刻，人气在少阳；水下十九刻，人气在阳明；水下二十刻，人气在阴分；水下二十一刻，人气在太阳；水下二十二刻，人气在少阳；水下二十三刻，人气在阳明；水下二十四刻，人气在阴分；水下二十五刻，人气

① 病：赵本及无名氏本并无此字。

在太阳，此半日（应醒）之度也（顿住）。从房至毕一十四舍，水下五十刻，日行半度（又整理头绪，以束上文）。日[1]行一舍，水下三刻与七分刻之四（从日行之数合漏刻之数）。以每刻十五分计之，其七分之四当八分五七一四二而仍有奇分也。《五十营》篇以下水四刻日行四十分，是日行一舍又九分舍之一，而亦仍有奇分也。故常以日加宿上，即人气在太阳者，特大略而已，非密率也。大要曰：常以日之加于宿上也，人气在太阳（以定人气之数。因前半篇曾以日行纪数，后半篇提笔又有日有长短之文，故补叙）。是故日行一舍，人气行三阳及与阴分，此句“行”字与前半篇“行”字不同，然究未免相混。常如是无已（一笔与提笔相应，与前半相称，而文法亦回环有致矣），天地同纪，纷纷盼盼，终而复始，一日一夜，水下百刻而尽矣。总以水刻为主者，以其数相合而无奇零也。

言明且清，气疏以达，妙在通篇实事，皆以议论行之，化板为活，举重若轻，是何等神勇。

篇中叙卫气行度，看似不合，故戴同甫以“水下一刻，人气在太阳”以下为衍文，且谓当作“一刻在三阳，二刻在三阴”，方符二刻一周之数，此得其一，而未得其一也。经义前后本是两截。前叙卫气出于目下足太阳，其散者下手太阳，其散者下足少阳、上手少阳，其别者下足阳明，其散者下手阳明，又云其至于足也，从足心入行阴分，是手足三阳同时并行，本无分于先后，而又从足太阳、足阳明同时并入行于阴分也，何有一刻太阳、二刻少阳、三刻阳明之事，更何有待至四刻始行阴分之事？此戴氏“一刻三阳、二刻三阴”之说为不

① 日：赵本及无名氏本并作“回”，作“日”是。

谬矣，然当云“一刻行三阳，二刻行三阴”，不当云“在三阳，在三阴”也。后叙卫气之在身也，上下往来，各有常期，乃是候其所在而刺之，又别一义，与前文全不相涉。刺法虽已失传，而文义具在，澄心静思，自能觑破。再所称手足太阳、少阳、阳明，皆以部分言，非以经络言也。阴分阳分统为昼行于阳，内行五藏乃为夜行于阴。

九宫八风第七十七

合八风虚实邪正

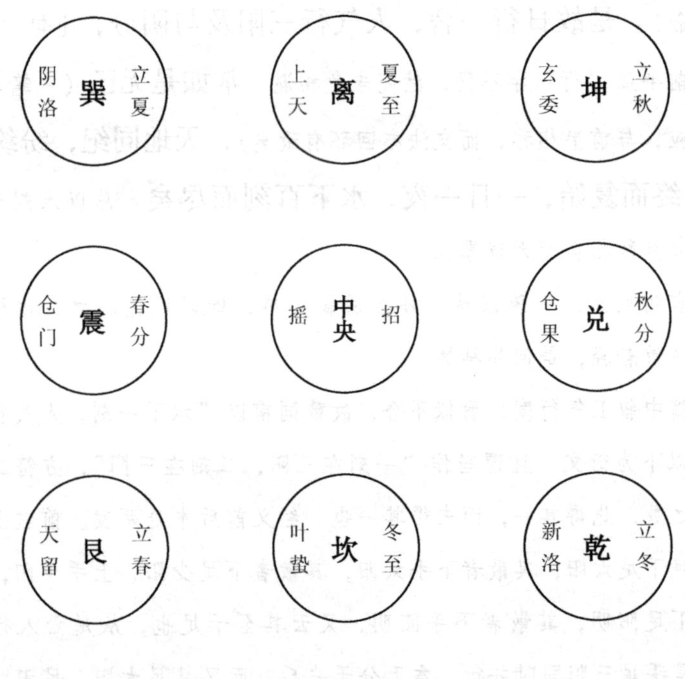

立秋二（玄委西南方）	秋分七（仓果西方）	立冬六（新洛西北方）
夏至九（上天南方）	招摇中央	冬至一（叶蛰北方）
立夏四（阴洛东南方）	春分三（仓门东方）	立春八（天留东北方）

太一常以冬至之日（直起），居叶蛰之宫，四十六日；

明日居天留，四十六日；明日居仓门，四十六日；明日居阴洛，四十五日，明日居天宫，四十六日，明日居玄委，四十六日；明日居仓果，四十六日；明日居新洛，四十五日；明日复居叶蛰之宫，曰冬至矣（此一岁也）。

太一日游，以冬至之日，居叶蛰之宫，数所在日，从一处，至九日，复反于一，常如是，无已，终而复始（此日游也）。

太一移日，天必应之以风雨，以其日风雨则吉，岁美民安少病矣，先之则多雨，后之则多旱（此移日之验也，带起“变”字）。

太一在冬至之日有变，占在君；太一在春分之日有变，占在相；太一在中宫之日有变，“在中宫之日”无考，张景岳以为四季土王之日，以《六元正纪大论》王冰注考之，张说不为无本，第以八宫之日数推之，殊觉未安。占在吏；太一在秋分之日有变，占在将；太一在夏至之日有变，占在百姓。所谓有变者，太一居五宫之日，大[①]风折树木，扬沙石。各以其所主占贵贱，因视风所来[②]而占之。风从其所居之乡来，为实风，主生长，养万物。从其冲后来，为虚风，伤人者也，主杀主害者。谨候虚风而避之，故圣人日避虚邪之道，如避矢石然，邪弗能害，此之谓也（此变之占也，带起

① 大：赵本及无名氏本并作“病”，《太素·八风·九宫八风》作“疾”，作“大”义长。

② 所来：赵本及无名氏本“所”后并有“从”字。

八方之义）。

是故太一入徙立于中宫，乃朝八风，以占吉凶也（承上虚风说下，领起下文，登高而呼，众山皆应）。风从南方来，名曰大弱风，其伤人也，内舍于心，外在于脉，其气主为热。风从西南方来，名曰谋风，其伤人也，内舍于脾，外在于肌，其气主为弱。风从西方来，名曰刚风，其伤人也，内舍于肺，外在于皮肤，其气主为燥。风从西北方来，名曰折风，其伤人也，内舍于小肠，外在于手太阳脉，脉绝则溢，脉闭则结不通，善暴死。"绝"字只作"极"字解，是热极而血沸者也。风从北方来，名曰大刚风，其伤人也，内舍于肾，外在于骨与肩背之膂筋，其气主为寒也。风从东北方来，名曰凶风，其伤人也，内舍于大肠，外在于两胁腋骨，下及肢节。风从东方来，名曰婴儿风，其伤人也，内舍于肝，外在于筋纽，其气主为身湿。风从东南方来，名曰弱风，其伤人也，内舍于胃，外在肌肉，其气主为体重。此八风者，皆从其虚之乡来，乃能病人（束上）。揣此文义，似太一居八宫之日，皆先立于中宫，而后徙也。三虚相搏[①]，则为暴病卒死。两实一虚，病则为淋露寒热。犯其雨湿之地，则为痿。故圣人避风如避矢石焉。其有三虚而偏中于邪风，则为击仆[②]偏枯矣。此篇之义，即中风之病本也，当与《素问·风论》合看，而三虚之义，尤宜致思也。后世真

① 搏：赵本作"抟"。

② 仆：原作"骨"，据赵本及无名氏本改。

中、类中，刺刺不休，终是明昧参半之论。夫四时之气，八方之动，寒热燥湿，皆谓之风，而惟燥最厉，则以三虚相搏故也，内外之风皆生于燥，静观者当会心不远耳。

先叙所居之宫，次叙所占之变，继叙所主之病，愈楞愈切于身，行文节节有提有束，每节尾与次节有山断云连之势，一气贯注，.官止神行，文之极疏畅者。

卷十二

九针论第七十八

黄帝曰：余闻九针于夫子，众多博大矣，余犹不能寤，敢问九针焉生（点题）？何因而有名？岐伯曰：九针者，天地之大数也，始于一而终于九（总提）。故曰：一以法天（分提），二以法地，三以法人，四以法时，五以法音，六以法律，七以法星，八以法风，九以法野。黄帝曰：以针应九之数（合到针字），奈何？岐伯曰：夫圣人之起天地之数也，一而九之，故以立九野，九而九之，九九八十一（“九”字发得畅），以起黄钟数焉，以针应数也（顿住）。

一者天也（分叙。此叙九者之取义，应于人病之九类而因以制针也，是叙九针之功用也，应“焉生”），天者阳也，五藏之应天者肺，肺者五藏六府之盖也，皮者肺之合也，人之阳也。故为之治针，必大其头而锐其末，令无得深入，而阳气出。二者地也，人之所以应土者肉也。故为之治针，必筩其身而员其末，令无得伤肉分，伤则气竭①。三者人也，人之所以成生者血脉也。故为之治针，必大其身而员其末，令可以按脉勿陷，以致其气，令邪气独出。四者时

① 气竭：赵本及无名氏本“气”后并有“得”字。

也，时者四时八风之客于经络之中，为瘤病者也。故为之治针，必筩其身而锋[①]其末，令可以泻热出血，而痼病竭。五者音也，音者冬夏之分，分于子午，阴与阳别，寒与热争，两气相搏[②]，合为痈脓者也。故为之治针，必令其末如剑锋，可以取大脓。六者律也，律者调阴阳四时，而合十二经脉，虚邪客于经络，而为暴痹者也。故为之治针，必令尖如氂，且员且锐，中身微大，以取暴气。七者星也，星者人之七窍，邪之所客于经而为痛痹，舍于经络者也。故为之治针，令尖如蟁蝱喙，静以徐往，微以久留，正气因之，真邪俱往，出针而养者也。八者风也，风者人之股肱八节也，八正之虚风，八风伤人，内舍于骨解腰脊节腠[③]之间，为深痹也。"腠"下原有"理"字，昧者妄增删之。故为之治针，必长其身锋其末，可以取深邪远痹。九者野也，野者人之节解，皮肤之间也，淫邪流溢于身，如风水之状而溜，不能过于机关大节者也。故为之治针，令尖[④]如挺，其锋微员，以取大气之不能过于关节者也。

黄帝曰：针之长短有数乎？岐伯曰：一曰镵针者（此叙九针之形度也，应"何因而有名"），取法于布[⑤]针，去末寸

---

① 锋：原作"锐"，据赵本及无名氏本及本篇下文"四曰锋针，取法于絮针，筩其身锋其末"改。

② 搏：赵本作"抟"。

③ 腠：此后赵本及无名氏本并有"理"字。

④ 尖：原作"小大"，据赵本改。

⑤ 布：赵本作"巾"，史崧曰："巾针，一本作布针。"

半，卒锐之，长一寸六分，主热在头身也。二曰员针，取法于絮针，筒其身而卵其锋，长一寸六分，主治分肉[①]间气。三曰鍉针，取法于黍粟之锐，长三寸半，主按脉取气，令邪出。四曰锋针，取法于絮针，筩其身锋其末，长一寸六分，主痈热出血。五曰铍针，取法于剑锋，广二分半，长四寸，主大痈脓，两热争者也。六曰员利针，取法于氂针，微大其末，反小其身，令可深内也，长一寸六分，主取痈痹者也。七曰毫针，取法于毫毛，长一寸六分，主寒热痛痹在络者也。八曰长针，取法于綦针，长七寸，主取深邪远痹者也。九曰大针，取法于锋针，其锋微员，长四寸，主取大气不出关节者也。针形毕矣，此九针大小长短法也。

黄帝曰：愿闻身形应九野（此另叙九野，应于人身之针禁也），奈何？岐伯曰：请言身形之应九野也。左足应立春，其日戊寅己丑。左胁应春分，其日乙卯。左手应立夏，其日戊辰己巳。膺喉首头应夏至，其日丙午。右手应立秋，其日戊申己未。右胁应秋分，其日辛酉。右足应立冬，其日戊戌己亥，腰尻下窍应冬至，其日壬子。六府膈下三藏应中州，其大禁，大禁太乙[②]所在之日及诸戊己。凡此九者，善候八正所在之处，所主左右上下身体有痈肿者，欲治之，无以其所直之日溃治之，是谓天忌日也。

---

① 肉：赵本及无名氏本并无此字。

② 太乙：赵本及无名氏本并作“太一”。“太乙”、“太一”同。

（以下条件各事，不相联贯，以备览耳，然许多数目字，亦自映带有情）形乐志苦，病生于脉，治之以灸刺。形苦志乐，病生于筋，治之以熨引。形乐志乐，病生于肉，治之以针石。形苦志苦，病生于咽喝，咽，即“噎”字。喝者，喘也。治之以甘药。形数惊恐，筋脉不通，病生于不仁，治之以按摩醪药。是谓五形。

五藏气：心主噫，肺主咳，肝主语，脾主吞，肾主欠。六府气：胆为怒，胃为气逆哕，大肠小肠为泄，膀胱不约为遗溺，下焦溢为水。

五味：酸入肝，辛入肺，苦入心，甘入脾，咸入肾，淡入胃，是谓五味。

五并：精气并肝则忧，并心则喜，并肺则悲，并肾则恐，并脾则畏，是谓五精之气，并于藏也。

五恶：肝恶风，心恶热，肺恶寒，肾恶燥，脾恶湿，此五藏气所恶也。

五液：心主汗，肝主泣，肺主涕，肾主唾，脾主涎，此五液所出也。

五劳：久视伤血，久卧伤气，久坐伤肉，久立伤骨，久行伤筋，此五久劳所病也。

五走：酸走筋，辛走气，苦走血，咸走骨，甘走肉，是谓五走也。

五裁：病在筋，无食酸；病在气，无食辛；病在骨，无食咸；病在血，无食苦；病在肉，无食甘。口嗜而欲食之，不可多矣，必自裁也，故命曰五裁。

五发：阴病发于骨，阳病发于血，阴病发于肉[①]，阳病发于冬，阴病发于夏。

五邪：邪入于阳则为狂；邪入于阴则为血痹。邪入于阳，转则为癫疾；邪入于阴，转则为瘖。阳入之于阴，病静；阴出之于阳，病喜怒。

五藏：心藏神，肺藏魄，肝藏魂，脾藏意，肾藏精志也。

五主：心主脉，肺主皮，肝主筋，脾主肌，肾主骨。

阳明多血多气，太阳多血少气，少阳多气少血，太阴多血少气，厥阴多血少气，少阴多气少血。故曰刺阳明出血气，刺太阳出血恶气，刺少阳出气恶血，刺太阴出血恶气，刺厥阴出血恶气，刺少阴出气恶血也。

足阳明太阴为表里，少阳厥阴为表里，太阳少阴为表里，是谓足之阴阳也。手阳明太阴为表里，少阳心主为表里，太阳少阴为表里，是谓手之阴阳也。以上俱见《素问·宣明五气论》《血气形志论》两篇中。

条列事类，以整饬出之，是经文定律也。文境平正博大，绝人攀跻[②]。

前三节自是题中正义，形志以下亦用针者所必讲也，故类聚之。

---

① 阴病发于肉：赵本及无名氏本并作"以味发于气"，《素问·宣明五气篇》亦作"阴病发于肉"。

② 攀跻（jī鸡）：攀登也。三国·魏·刘劭《人物志·体别》："休动磊落，业在攀跻，失在疏越。"

岁露论第七十九

黄帝问于岐伯曰：经言夏日伤暑，秋必病疟（以疟陪起），疟之发也以时，其故何也？岐伯对曰：邪客于风府（即暗带“风”字），循膂而下①，卫气一日一夜，常大会于风府，其明日，日下一节，故其作日晏②。此其先客于脊背也，故每至于风府，则腠理开，腠理开则邪气入，邪气入则病作，此所以日作③也。卫气之行风府也，日下一节，二十一日，下至尾底，二十二日入脊内，注于伏冲之脉，其行九日，出于缺盆之中，其气上行，故其病稍益早也④。至其内搏⑤于五藏，横连募原，其道远，其气深，其行迟，不能日作，故次日乃畜积而作焉。黄帝曰：卫气每至于风府，腠理乃发，发则邪入焉。其卫气日下一节，则不当风府（虽叙疟病，“风”字却渐渐认真），奈何？岐伯曰：风府无常，卫气之所应，必开其腠理，气之所舍⑥，即⑦其府也。

---

① 循膂而下：此前赵本及无名氏本并有“病”字。

② 其作日晏：赵本及无名氏本并作“其日作晏”。

③ 日作：此后赵本及无名氏本并有“尚晏”二字，疑脱。

④ 其病稍益早也：赵本及无名氏本并无“早也”二字。《素问·疟论》云“故作日益早也”，故作“稍益早也”义长。

⑤ 搏：本篇两“搏”字，赵本并作“抟”，《素问·疟论》并作“薄”。当作“搏”是。“薄”与“搏”通。《诗·小雅》：“搏兽于敖。”《初学记》二十三引薄作搏。《山海经·西山经》：“西望帝之搏兽之山。”郭注：“搏或作薄。”

⑥ 气之所舍：此后赵本及无名氏本并有“节”字。

⑦ 即：赵本及无名氏本并作“则”。

黄帝曰：善。夫风之与疟也（从疟卸到风），相与同类，而风常在，而疟特以时休，何也？岐伯曰：风气留其处，疟气随经络沉以内搏，故卫气应乃作也。帝曰：善（顿住）。此论疟而映带"风"字，是客笔。

黄帝问于少师曰：余闻四时八风之中人也（入"风"字正面），故有寒暑，寒则皮肤急而腠理闭，暑则皮肤缓而腠理开，贼风邪气因得以入乎（以下三段，逐层搜逼）？将必须八正虚邪，乃能伤人乎？少师答曰：不然，贼风邪气之中人也，不得以时。然必因其开也，其入深，其内极病，其病人也卒暴；因其闭也，其入浅以留，其病也徐以迟（顿住）。黄帝曰：有寒温和适，腠理不开，然有卒病者（进逼一笔），其故何也？少师答曰：帝弗知邪入乎，虽平居，其腠理开闭缓急，其故常有时也。黄帝曰：可得闻乎？少师曰：人与天地相参也，与日月相应也。故月满，则海水西盛，人血气积，肌肉充，皮肤致，毛发坚，腠理郄，郄，义当同"翕"。烟垢著。当是之时，虽遇贼风，其入浅不深。至其月郭空，则海水东盛，人气血虚，其卫气去，形独居，肌肉减，皮肤纵，腠理开，毛发残，膲理薄，烟垢落。当是之时，遇贼风则其入深，其病人也卒暴（顿住）。黄帝曰：其有卒然暴死①者何也（又逼一笔）？少师答曰：三虚者，其死暴疾也；得三实者，邪不能伤人也。黄帝

---

① 暴死：此后赵本及无名氏本并有"暴病"二字。

曰：愿闻三虚。少师曰：乘年之衰，逢月之空，失时之和，因为贼风所伤，是谓三虚。故论不知三虚，工反为粗。黄帝曰：愿闻三实。少师曰：逢年之盛，遇月之满，得时之和，虽有贼风邪气，不能危之也，命曰三实①（顿住）。

黄帝曰：善乎哉论，明乎哉道，请藏之金匮，然此一夫之论也（撇上）。此风之乘虚而入，非天行之时病也，与《九宫八风》篇义同，在本篇仍是主中宾。黄帝曰：愿闻岁之所以皆同病者（开下），何因而然？少师曰：此八正之候也。黄帝曰：候之奈何？少师曰：候此者，常以冬至之日（先举冬至虚风，总发"病"字），太一立于叶蛰之宫，其至也，天必应之以风雨者矣。风雨从南方来者为虚风，贼伤人者也。其以夜半至也，万民皆卧，而弗犯也，故其岁民少病。其以昼至者，万民懈惰，而皆中于虚风，故万民多病。虚邪入客于骨，而不发于外，至其立春阳气大发，腠理开，因立春之日，风从西方来，万民又皆中于虚风，此两邪相搏，经气结代者矣。故诸逢其风而遇其雨者，命曰遇岁露焉。因岁之和而少贼风者，民少病而少死；岁多贼风邪气寒温不和，则民多病而死矣。

黄帝曰：虚邪之风，其所伤贵贱何如？候之奈何？少师答曰：正月朔日（次举立春虚风，详叙"病"字），太一居

---

① 命曰三实：此四字赵本及无名氏本俱在下文"藏之金匮"后。

天留之宫，其日西北风，不雨，人多死矣。正月朔日，平旦北风，春民多死。正月朔日，平旦北风行，民病多[1]者十有三也。正月朔日，日中北风，夏民多死。正月朔日，夕时北风，秋民多死。终日北风，大病，死者十有六。正月朔日，风从南方来，命曰旱乡，从西方来，命曰白骨，将国有殃，人多死亡。正月朔日，风从东方来，发屋扬沙石，国有大灾也。正月朔日，风从东南方行，春有死亡。正月朔日，天和温不风，籴贱，民不病；天寒而风，籴贵，民多病。此所谓候岁之风，㦰伤人者也（束一笔，谓立春为岁之首，故候之也。又带叙诸月天气不正之病）。二月丑不风，民多心腹病。三月戌不温，民多寒热。四月巳不暑，民多瘅病。十月申不寒，民多暴死。诸所谓风者，皆发屋，折树木，扬沙石，起毫毛，发腠理者也（特唱"风"字，收束通篇）。后半篇所论诸风，乃指时行之病，与《九宫八风》篇不同，读者详之。

先以疟陪说，入八风正义后，首详三虚三实，次备叙风邪伤人之情，条列风邪伤人之候，汪洋浩瀚，文中巨观。

此篇义凡三变，上截重在人气，中截天气人气并重，下截重在天气。分野中峰变，阴晴众壑殊，文境有烟云往来、乍阴乍阳之妙。

大惑论第八十

黄帝问于岐伯曰：余尝上于清泠之台（直起），中阶而

① 多：无名氏本作"死"，义长。

顾，匍匐而前，则惑。余私异之，窃内怪之，独瞑独视，安心定气，久而不解。独博①独眩，“博”义难通，当是“转”之讹也。被发长跪，俯而视之，后久之不已也。卒然自上，何气使然？岐伯对曰：五藏六府之精气（探源立论），皆上注于目，而为之精。精之窠为眼，骨之精为瞳子，筋之精为黑眼，血之精为络，其窠气之精为白眼，肌肉之精为约束裹撷，筋骨血气之精，而与脉并为系，上属于脑后，出于项中。故邪中于项，因逢其身之虚，其入深则随眼系，以入于脑，入于脑则脑转，脑转则引目系急，目系急则目眩以转矣（叙眩转之因于邪者）。邪中其精，其精②不相比也，则精散，精散则视歧，视歧见两物（叙视歧之因于邪者，两层皆陪笔也）。目者（入正义，另提起说），五藏六府之精也，营卫魂魄之所常营也，神气之所生也（叙眩惑之因于神乱者）。故神劳则魂魄散，志意乱。是故瞳子黑眼法于阴，白眼赤脉法于阳也，故阴阳合传而精明也。目者，心之使也，心者，神之舍也，故神精乱而不转，卒然见非常处，精神魂魄散不相得，故曰惑也。黄帝曰：余疑其然。余每之东苑，未曾不惑，去之则复，余唯独为东苑劳神乎（又推究一番）？何其异也？岐伯曰：不然也。心有所喜，神有所恶，卒然相感③，则精气乱，视误故惑，神移乃复

① 博：《太素·邪论·七邪》作“转”，周氏诠改为是。
② 其精：此后赵本及无名氏本并有“所中”二字。
③ 感：赵本作“惑”。

(是申叙卒见非常所以散惑之理)。是故间者为迷，甚者为惑(顿住)。

黄帝曰：人之善忘者，何气使然(以下推论诸邪)？岐伯曰：上气不足，下气有余，肠胃实而心肺虚(浊气多而清气少)，虚则营卫留于下，久之不以时上，故善忘也。

黄帝曰：人之善饥而不嗜食者，何气使然？岐伯曰：精气并于脾，热气留于胃，胃热则消谷，谷消故善饥，胃气逆上，则胃脘寒，寒，似当作"实"。故不嗜食也。

黄帝曰：病而不得卧者，何气使然？岐伯曰：卫气不得入于阴，常留于阳，留于阳则阳气满，阳气满，则阳跻盛，不得入于阴，则阴气虚，故目不瞑矣。

黄帝曰：病而目[①]不得视者，何气使然？岐伯曰：卫气留于阴，不得行于阳，留于阴则阴气盛，阴气盛，则阴跻满，不得入于阳，则阳气虚，故目闭也。

黄帝曰：人之多卧者(上四项措词俱略，叙多卧复加详，与首节相称。经中叙事之文，每于无可照顾之中，而隐相映带)，何气使然？岐伯曰：此人肠胃大，而皮肤湿，而分肉不解焉。肠胃大则卫气留久，皮肤湿则分肉不解其行迟。夫卫气者，昼日常行于阳，夜常[②]行于阴，故阳气尽则卧，阴气尽则寤。故肠胃大，则卫气留久[③]，皮肤湿，分肉不解，

---

① 而目：赵本及无名氏本二字乙转。

② 常：赵本及无名氏本并无此字。

③ 卫气留久：赵本及无名氏本"卫气"后并有"行"字。

则行迟，留于阴也久，其气不清[①]（中焦有菀陈之气也）则欲瞑，故多卧矣。其肠胃小，皮肤滑以缓，分肉解利，卫气之留于阳也久，故少瞑焉。黄帝曰：其非常经也，卒然多卧者，何气使然？岐伯曰：邪气留于上焦，上焦闭而不通，已食若饮汤，卫气留久于阴而不行，故卒然多卧焉。

黄帝曰：善。治此诸邪奈何（以治法结通篇）？岐伯曰：先其藏府，诛其小过，后调其气，盛者泻之，虚者补之，必先明知其形志之苦乐，定乃取之。

重论眩惑，附论诸邪，而以治法结之。篇法数见不鲜矣，运笔自夭矫可喜。

痈疽第八十一

黄帝曰：余闻肠胃受谷（此叙血汁生行之源流最详），上焦出气，以温分肉，而养骨节，通腠理。中焦取汁[②]如露，上注溪谷，而渗孙脉，津液和调，变化而赤，是为血，血和则孙脉先满，孙脉满溢[③]，乃注于络脉，络脉皆盈，乃注于经脉。阴阳已张，因息乃行，行有经纪，周有道理，与天合同，不得休止（先叙血之源流，以起痈疽）。切而调之，

---

① 清：无名氏本作“精”。“精”与“清”通。《礼记·缁衣》：“精知略而行之。”郑注：“精或为清。”

② 取汁：赵本及无名氏本并作“出气”。

③ 孙脉满溢：赵本及无名氏本并无“孙脉满”三字，“溢”字属上。

从虚去实，泻则不足，疾则气减，留则先后，从虚[1]去虚，补则有余，血气已调，形气乃持。余已知血气之平与不平，未知痈疽之所从生，成败之时，死生之期，各有远近，何以度之，可得闻乎？以上叙血之源流，跌入痈疽，以起下文。

岐伯曰：经脉留行不止，与天同度，与地合纪。故天宿失度，日月薄蚀，地经失纪，水道流溢，草萓不成，萓，盖“蓂”之讹也，见《邪客》篇。萓，音“宜”，萓萝草，鹿葱也，一名宜男。五谷不殖，径路不通，民不往来，巷聚邑居，则别离异处，血气犹然，请言其故（接叙痈疽之本末，总发大旨，以冒全篇）。夫血脉营卫，周流不休，上应星宿，下应经数，寒邪客于经络之中，则血泣，血泣则不通，不通则卫气归之，不得复反，故痈肿，寒气化为热，热胜则腐肉，肉腐则为脓，脓不泻则烂筋，筋烂则伤骨，骨伤则髓消，不当骨空，不得泄泻，血枯空虚则筋骨肌肉不相荣，经脉败漏，熏于五藏，藏伤故死矣。以上承上文，叙痈疽之本末，跟定“血”字，而纬之以寒热，统冒下文。

黄帝曰：愿尽闻痈疽之形与忌曰名（分叙形名与忌）。岐伯曰：痈发于嗌中，名曰猛疽。猛疽，不治，化为脓，脓不泻，塞咽，半日死。其化为脓者，泻则合豕膏，冷食，三日而已。

---

① 虚：《太素·寒热·痈疽》《甲乙经·寒气客于经络之中发痈疽风成发厉浸淫第九》并作“实”。

发于颈，名曰天疽。其痈大以赤黑，不急治，则热气下入渊腋，前伤任脉，内熏熏肝肺，熏肝肺，十余日而死矣。

阳留大发，消脑留项，名曰脑烁。其色不乐，项痛而如刺以针，烦心者，死不可治。

发于肩及臑，名曰疵痈。其状赤黑，急治之，此令人汗出至足，不害五藏，痈发四五日，逞焫之。

发于腋下，赤坚者，名曰米疽。治之以砭石，欲细而长，疏砭之，涂以豕膏，六日已，勿裹之。其痈坚而不溃者，为马刀挟缨，急治之。

发于胸，名曰井疽。其状如大豆，三四日起，不早治，下入腹，不治，七日死矣。

发于膺，名曰甘疽。色青，其状如谷实菰蒌，常苦寒热，急治之，去其寒热，十岁死，死后出脓。

发于胁，名曰败疵。败疵者，女子之病也，灸之，其病大痈脓，治之，其中乃有生肉，大如赤小豆。剉蔆翘草根各一升，以水一斗六升煮之，竭为取三升，则强饮，厚衣坐于釜上，令汗出至足已。

发于股胫，名曰股胫疽。其状不甚变，而痈脓搏骨，不急治，三十日死矣。

发于尻，名曰锐疽。其状赤坚大，急治之，不治，三十日死矣。

发于股阴，名曰赤施。不急治，六十日死。

在两股之内，不治十日而当死。

发于膝，名曰疵痈。其状大痈，谓铺大而壅硬也。色不变，寒热，如坚石，勿石，石之者死，须其柔，乃石之者生。

诸痈疽之发于节而相应者，谓痛应于内之藏府也。不可治也。发于阳者，百日死；发于阴者，三十日死（忽总叙一笔，夹叙夹议，局便生动）。

发于胫，名曰兔啮。其状赤至骨，急治之，不治，害人也。

发于内踝，名曰走缓。其状痈也，色不变，数石其输，而止其寒热，不死。

发于足上下，名曰四淫。其状大痈，急治之，百日死。

发于足傍，名曰厉痈。其状不大，初如小指，发急治之，去其黑者，不消，辄益，不治，百日死。

发于足指，名脱痈。其状赤黑，死不治，不赤黑，不死，不衰，急斩之，不则死矣。以上只叙形名而缺其忌，当有脱文，《甲乙经》中详之。

黄帝曰：夫子言痈疽，何以别之（辨痈疽之别，以总束前文，以回应篇首）？岐伯曰：营卫稽留于经脉之中，则血泣而不行（应“血”字），不行则卫气从之而不通，壅遏而不得行，故热（应热字），大热不止，热胜则肉腐，肉腐则为脓，然不能陷，骨髓不为燋枯，五藏不为伤，故命曰痈（折笔遒劲）。

黄帝曰：何谓疽？岐伯曰：热气淳盛，下陷肌肤筋髓枯，内连五藏血气竭，当其痈下筋骨良肉皆无余，故命曰疽。疽者，其上之皮夭以坚，坚如牛领之皮；痈者，其皮上薄以泽，此其候也（再醒一笔，事类既明，而文笔亦倍灵活不板）。

前后总叙，中间分叙，常法也，而词旨修洁，格律谨严，中间许多条目，却首尾一气贯注，炼气归神，岂徒才大。

按：疽者，索而陷也；痈者，壅而盛也。林屋山人①以平起坚软辨其形，以疼痛麻木辨其情，以赤白鲜黯辨其色，以阴阳寒热辨其气，大致与经旨不悖，而于热气浑盛、下陷肌肤之义未备者，盖痈疽皆起于津液之燥结，而微甚判之，一寒而燥结，一热而燥结，寒则内陷，热则外壅，故浅深不同，经统言热者，以其统归于燥结也，林屋劈分寒热者，恶其混也。

---

① 林屋山人：清·王维德，字洪绪，号林屋山人，撰有《外科证治全生集》。

自跋

上《内经评文》，凡《素问》篇八十一，卷二十四，唐·王启玄[①]所分卷也，《灵枢》篇八十一，卷十二，相传亦启玄分卷，或曰宋·史崧所分也，失古九九之义矣。其遗篇传于宋之刘温舒，世遂谓温舒伪作，非也。盖温舒以前，为启玄学者之所作也。始未必敢僭以补经，而指为遗篇，是温舒之过。然圣经日湮，旧文所存，无分真伪，皆可珍惜，则附经以传，固未可厚非也。大论诸篇，古本《内经》所无，启玄并《内经》篇数，而取此以益之后人，因张仲景有《阴阳大论》之语，谓即此是也，当不谬矣。又有斥为伪作者，夫大论既见称于仲景，虽非《内经》本文，要自古圣之精旨也，相附以传，得至不没，启玄之功何可诬哉？故居今之日，犹获见大论、遗篇之文者，非二公之力，殆不及此。《灵枢》缺脱弥甚，史崧取皇甫士安《针灸甲乙经》文补之，亦犹是爱古之深情，利世之盛意也。且夫古籍之散佚也，每览历代艺文之志，考之于世，百不存一二，彼以一生心血之所聚，既已见称当时，得列名于史官矣，犹尚不能永其传，其他又何论焉？后之人宜有不胜惋惜之情者矣，乃反肆口诋諆，不遗余力，若必欲

① 王启玄：王冰，号启玄子。

使世不存其书而后快，此其用心何在也？兹者取两经全文而评之，极知浅陋无可观，第其用心，世或有能谅之者。虽然，生斯世也，不能扬风振烈，抗迹[①]于古之大丈夫，而区区于寻行数墨之间，犹且俯首胁肩，折腰瞠目，求谅于不知谁何之人，其亦委琐[②]之至矣。抚躬自念，能无赧然惭恧也乎？

诰授通议大夫赐进士出身三品衔在任候补知府江南扬州府粮捕河务水利同知皖南建德周学海（澄之）识于秦邮工次

---

① 抗迹：谓极其高尚之行为也。《楚辞·九章》："望大河之洲渚兮，悲申徒之抗迹。"王逸注曰："遭遇暗君，遁世离俗，自拥石赴河，故言抗迹也。"

② 委琐：谓拘泥于小节，注重琐碎之事。《三国志·吴书·凌统》："封复袭爵领兵。"裴松之注引孙盛曰："霸王之道，期于大者远者……岂委瑣近务，邀利于当年哉？"瑣，同"琐"。

周学海传[①]

周学海，字澄之，安徽建德人，总督馥子。光绪十八年进士，授内阁中书[②]，官至浙江候补道[③]。潜心医学，论脉尤详，著《脉义简摩》《脉简补义》《诊家直诀》《辨脉平脉章句》，引申旧说，参以实验，多心得之言。博览群籍，实事求是，不取依托附会。慕宋人之善悟，故于史堪、张元素、刘完素、滑寿及近世叶桂诸家书，皆有评注。自言于清一代名医，服膺[④]张璐、叶桂两家，证治每取璐说，盖其学颇与相近。宦游江淮间，时为人疗治，常病不异人，遇疑难辄有奇效。刻古医书十二种，所据多宋元旧椠、藏家秘籍，校勘精审，世称善本云。

① 周学海传：见《清史稿》卷五百二列传二百八十九。

② 内阁中书：清代官名，掌撰拟、记载、翻译、缮写。

③ 候补道：清制，已有道员官衔，等候实缺的称为候补道。清代在省级设有主管专职的道，并在省与州、府之间设分守道，道设道员，简称为道。

④ 服膺：衷心信服。

周　序

大先兄澄之观察①，生而好学，自幼入塾，沉酣经史词章之学，口不绝吟，手不停披，往往寒不思衣，饥不思食。中年以后，积劳多病，时医每至束手，乃发奋专攻医学。取《黄帝内经》日夜研求，豁然贯通，若有神助。继则遍阅历代名医著作，于仲景《伤寒论》、王氏《脉诀》诸书，尤有心得。凡前人有未发明者，或有误解者，皆一一阐明而纠正之。晚年乃举所属稿手订成编，并取古书之最重要者，如《神农本草经》、王叔和《脉经》，精为校刊，以饷后学。盖积三十年之精力，乃得观成②，而吾兄之心血亦瘁于斯矣，故未周甲而逝。生平淡于名利，虽承先公贵显之后，而布衣蔬食，其刻苦有非寒士所能及者。乙酉膺拔萃，戊子举于乡，壬辰成进士，就内阁中书，截取同知，分南河，历任扬军厅，兼管河务。趋公所至，皆以书簏③自随，丹铅④满几，寝馈不辍。自僚友⑤以至齐

① 观察：清代道员的尊称。

② 观成：看到成果。语出《诗·大雅·文王有声》："適观厥成。"

③ 书簏：藏书用的竹箱子。

④ 丹铅：本指点勘书籍用的朱砂和铅粉，此指整理的书籍。

⑤ 僚友：《仪礼·士冠礼》："主人戒宾。"贾疏："同官为僚，同志为友。"

民[①]，遇奇险之症踵门求诊，无不应手辄验，故一时颂声著于大江南北。民国修清史，采访舆论，为著列传，以表彰之。顾其书卷帙繁重，邮筒[②]不便，是以四方同志每苦无从觅寄。今用影印缩为袖珍本，分赠各省图书馆，并寄南北各书坊发行，以广流传。俾读者知中国医学为数千年神圣相传之精微，迥出寻常技术之上，而吾兄生平阐明医理以饷后学之志，亦可告慰矣。书既印成，爰志其原委于此。

中华二十五年十一月至德周学熙

① 齐民：犹平民也。
② 邮筒：古时封寄书信的竹筒。

校注后记

为便于读者对本书全面了解，我们就本次整理研究涉及的一些问题，简要阐述如下。

一、周学海生平考述

周学海，字澄之，安徽建德（今东至县）人，生于咸丰六年丙辰（1856），卒于光绪三十二年丙未（1906）。周氏生于官宦之家，其父周馥为洋务重臣，官至两江总督，其弟周学熙两任北洋政府财长。周氏自幼沉酣经史词章之学，光绪戊子年（1888）中举，光绪壬辰年（1892）赐进士出身，就内阁中书，补扬州河捕同知，后官至浙江候补道。

周氏日以著书为娱，生平学求实践，尤潜心医学，尝谓中国医学不振，由元明以后俗医所误，欲指导正轨，以济世人，免于夭折云云。发明王叔和脉旨，著作《脉义简摩》《脉简补义》《诊家直诀》《辨脉平脉章句》，并有其他论著十余种，编成《周氏医学丛书》刊行。《周氏医学丛书》刊于1891～1911年，共三集三十二种，初集为周氏校刊的医著，计有《神农本草经》《本草经疏》《脉经》《脉诀刊误》《增辑难经本义》《中藏经》《内照法》《诸病源候论》《脉因证治》《小儿药证直诀》《阎氏小儿方论》《董氏小儿癍疹备急方论》十二种，二、三集以周氏著述或评注的医书为主，计有《脉义简摩》《脉简补义》《诊家直诀》《辨脉平脉章句》《内经评文》《读医随笔》《诊家枢要》《藏府标本药式》《金匮钩玄》《三消论》《温热论》《幼科要略》《叶案存真类编》《印机草》十四种；以及《评注史载之方》《慎柔五书》《韩氏医通》《伤寒补例》《形色外诊简摩》《重订诊家直诀》六种。

周氏治学服膺张璐、叶桂两家，证治每取璐说，但又博览群籍，实事求是，不依托附会，在江淮一带享有医名，其绩列于《清史稿》和宣统年《建德县志》。

二、《内经评文》版本考述

《内经评文灵枢》自梓行后唯一刻版，为清光绪二十四年（戊戌年）（1898）皖南建德周氏原刻版，现藏于扬州中国雕版印刷博物馆。该版曾三次印刷，一次影印。分别为单行本，《周氏医学丛书》本，1984 年江苏广陵古籍刻印社据周氏原刻重印本，1936 年周学海弟周学熙据《周氏医学丛书》本缩小影印本。据《中国中医古籍总录》记载，上述各版本在国内多家图书馆都有收藏。现仅对上海中医药大学图书馆所藏单行本，山东中医药大学图书馆所藏《周氏医学丛书》本、1936 年周学熙缩小影印本，山东中医药大学文献研究所所藏 1984 年江苏广陵古籍刻印社重印本进行考察。

经考察，单行本与丛书本，版式完全一样，各处字体完全一样，甚至各页栏线断裂的位置和长度都完全一致，因其都有“光绪戊戌皖南建德周氏藏版”的牌记，当考虑为同一藏版的重印。至于二者的印行先后，尚无确据说明，仅能从二书的细节比较中，觅到些许蛛丝马迹，得出单行本或早于丛书本印行的结论。兹略举两个证据：一是《灵枢》卷一第九页第二行夹注小字第 34 字，单行本作“曰”，丛书本“曰”字中横脱失，上下二横亦模糊不清，及至影印本则误描为“出”；二是《灵枢》卷三第十四页后半页版框，单行本清晰无缺，丛书本则断裂模糊。这些都说明单行本印刷时，刻版尚佳，故字迹版框清晰无缺，而丛书本印行时，刻版已有磨损，故版面时有模糊之处。据此，二书的印行先后也清晰可明了。单行本因为最先刊印，字迹清晰，故宜选作校注底本。1936 年周学熙缩小影印本是据丛书本影印，为描润模糊的字迹，书中出现了一些以讹误正的错误。1984 年江苏广陵古籍出版社重印本，经与出版社确认，所用刻版仍为周氏藏版。

三、《内经评文灵枢》的内容与学术价值

《内经评文灵枢》是周学海仿照小说点评形式，对《灵枢经》进行的评点，重点在于分析文章的结构、句势、文笔等，而医理亦借此而显，析文体以明医理，为研读整理古医籍别开蹊径。这种评点的形式，在古医书校注中较为罕见，为古医书校注形式提供了别开生面的思路。

《内经评文灵枢》中的评点内容，按其用途可分为四类：一是提示文旨，概括各段或全文的内容；二是评点章法结构文笔，包括文章结构、词气笔势、文笔词藻等方面；三是校勘文字；四是注音释义。其学术价值亦落在此四处。

1. 提示文旨

《内经评文灵枢》借圈点点明全文要害，夹批说明各节段语句宗旨，总批论说全篇重点及需辨别处，间杂以旁批时时解释句意，构成了一个完整的文意注释体系。

2. 评点章法结构文笔

对《灵枢经》的布局、内容关联、修辞、文笔等进行评点，是周氏评点《内经》的重点。大致而言，周氏以分节、圈点、旁批和节后夹批，勾勒出文章的整体结构和布局框架，又以众多旁批对文章的照应处、联络处等加以揭示，从而达到其自序所谓“见其脉络贯通，义理昭著，抑扬顿挫，情韵流连”的目的。

3. 校勘文字

周学海业儒而习医，有较深的文字功底，在《内经评文灵枢》中有32处夹批涉及文字校勘。周氏或据本校，或参以他书，或据理校勘，其中不乏精到之处。如周氏运用理校之法，校勘《经脉》“膀胱足太阳之脉”段，“以下贯腨内”句。“腨”，诸本及《甲乙经》皆误作“踹”，周氏明析曰：“踹，为足跟；腨，为腓肠腿肚也。”故改“踹”为“腨”。按《素问·至真要大论》曰：“岁太阴在泉……病冲头痛……腘如结，腨如别。”林亿注曰：“为病冲头痛……腘如结，腨如列，膀胱足太阳病。”与本段“是动则病”诸症同。又《太素·经脉之一·经脉连环》亦作“以下贯腨”。则周氏校改确为得当。又如《九针十二原》“害中而去则致气”，“害”字赵本与无名氏本亦并作“害”，周氏认为“害”为“不”字之误，直接将原文“害”字改为“不”字。本书及《灵枢经》诸本《寒热病》篇中此句并作“不中而去则致气”，周氏校正颇为有理。

周学海在校勘时，经常参考《甲乙经》的文字。如《热病》“女子如阻”，原文作“怚”，赵本及无名氏本亦并作“怚”，周氏据《甲乙经·五脏传病发寒热第一下》作“阻”，并举《脉经》“令人嗜甘如阻妇状”，认为作“怚”误，当作“阻”，即怀娠之称，谓其经阻不行。周氏校正有理有据。

周学海在校勘中还指出他本《灵枢经》的错误，并说明自己的观点。如《经筋》“足太阳之筋……为目上纲”，周氏注曰：“或作‘网’，误。此谓目上胞内开阖之筋也。”“或作‘网’”，即是与他本对校，“误”，则是周氏的校断，并说明自己的理由。

然而，周学海在校勘中亦有思虑欠周之处。如《九针十二原》“针大深则邪气反沉，病益”句，周氏据《小针解》以为“病益”二字为衍文。但据《太素·九针之一·九针要道》《甲乙经·针道第四》，此二字并作“病益甚”，故疑原文脱“甚”字，而非衍“病益”二字。

周氏在《内经评文灵枢》中提出不少地方存在错简。如《终始》篇对“凡刺之道”至“刺道毕矣”一段，周氏认为其中错简多处，故重新编排原文次序，但他并未擅动原文，而是把自己的意见在夹批之中注明。虽然周氏的编次是否正确尚难证明，但他治学不固守古人文字，实事求是的态度是十分明晰的。

4. 注音释义

周氏对字词注音释义，虽参以马莳、张介宾之论，但俱有自己的判断。如《经筋》原文“结于缺”，周氏谓：“此‘缺’谓缺其文也，马注作‘缺盆’，误。以上下文部位推之，当在伏兔之下。”查《太素》《甲乙经》，俱作“结于膝”，则周氏注解及其对马注的评论是正确的。

四、《内经评文灵枢》的评点形式

《内经评文灵枢》中采用圈点、旁批、夹批和总批形式进行评点，为帮助读者理解，兹对此四种评点形式的作用略作说明。

1. 圈点

周氏对《内经评文灵枢》句读、分节，在此基础上，对重点语句加以圈点。圈点的语句，或是警句名言，或是文章纲领，或是篇或节的主旨所在，或是关目照应之处，或是前后过接印证处。如《根结》篇第二节中，圈出“太阳”、“阳明”、“少阳”等词，标明这一节的结构纲领，圈出“太阳为开，阳明为阖，少阳为枢”句，既是名言，又是本节的中枢所在。如此则重点突出，提示了文义、结构，点醒了要害、精彩之处，并与旁批、夹批相结合，形成了完整的评论体系。《内经评文灵枢》中的圈点虽也分圈与点两类，但点仅十余处，多数为圈，且用点处未见有特殊意旨，故点校时与圈同等对待。

2. 旁批

旁批为写在正文行间右侧者，在《内经评文灵枢》中使用最多，校注时一般置于所评原文之后或所评原文第一句之后。其作用在于点明结构、点醒关联、提示文意、评论文笔句势。周氏旁批中使用较多的词有：起、收、承、醒、唱、束、应、提、顶、逼、入、撇、撑开、压住、锁住、掣下、曲一笔、总叙、分叙、接叙、补叙、申叙、中枢、点题等。通过旁批析篇解构，把每一篇、节的各个层次结构及其关联都清晰地剖析出来，利于对经文的深入理解。当然其中关于文法句势等的点评，则属乡夫子言，于医者无深意义。

3. 夹批

夹批为比正文略小的字，排成双行，夹于所评点的正文之下。周氏借夹批以注音释词，考证文字，纠正错简，部分夹批还辨析正文医理，申论后人之非。如《经脉》篇“足阳明胃脉”中，释“交頞中”云：“鼻茎起处，山根是也，左右脉交于此。儿科谓山根有青脉者肝热，非也。人皆有脉，第皮薄者脉露，故易受风邪。”每一节的夹批则重在说明本节大意，及在全篇结构中的地位。

4. 总批

处于每篇之末，针对整篇发表评论。《内经评文灵枢》的总批一般包含两层内容，其间一般以“○”分隔。一层内容是总结全篇的章法布局笔法气势，另一层是点明全篇论述的重点和需要注意之处，提示与其他篇章的联系，并对容易混淆的关键概念进行比较鉴别，偶尔还引申分析后世医家的观点。如《痈疽》篇末总批：“前后总叙，中间分叙，常法也，而词旨修洁，格律谨严，中间许多条目，却首尾一气贯注，炼气归神，岂徒才大。”这是第一层，评论章法词气等。第二层用“按”字开头，分析痈、疽之别，并援引王维德对痈疽的鉴别方法，与《内经》观点进行比较。

五、校注的目的与经过

《灵枢经》校注本亦已不少，与其他各本相较，周学海《内经评文灵枢》的最大价值就在于它是精校精刻本，错误较少；其次在于其句读分节，析篇解构，对于理解有很大裨益。故本次校注以尽量保持周氏原刻风貌，提供一个优良的版本和提供一个从文法角度剖析解读的读本为主要目的。由于原书仅有一种刻本，故取流通较广的赵府居敬堂本和错误较少的日本明刊无名氏本为参校本，他校以

《甲乙经》《太素》，间以马莳、张介宾、张志聪及日本丹波元简、涩江抽斋等前贤观点，以断是非。至于注释，则以对周氏批文的注解为主，因其中多有专门的评点用语，为一般读者所不熟悉，特注而释之。

总书目

医　经

内经博议

内经提要

内经精要

医经津渡

素灵微蕴

难经直解

内经评文灵枢

内经评文素问

内经素问校证

灵素节要浅注

素问灵枢类纂约注

清儒《内经》校记五种

勿听子俗解八十一难经

黄帝内经素问详注直讲全集

基础理论

运气商

运气易览

医学寻源

医学阶梯

医学辨正

病机纂要

脏腑性鉴

校注病机赋

内经运气病释

松菊堂医学溯源

脏腑证治图说人镜经

脏腑图说症治合璧

伤寒金匮

伤寒考

伤寒大白

伤寒分经

伤寒正宗

伤寒寻源

伤寒折衷

伤寒经注

伤寒指归

伤寒指掌

伤寒选录

伤寒绪论

伤寒源流

伤寒撮要

伤寒缵论

医宗承启

桑韩笔语

伤寒正医录

伤寒全生集

伤寒论证辨

伤寒论纲目

伤寒论直解

诊　法

针灸推拿

本　　草

药征
药鉴
药镜
本草汇
本草便
法古录
食品集
上医本草
山居本草
长沙药解
本经经释
本经疏证
本草分经
本草正义
本草汇笺
本草汇纂
本草发明
本草发挥
本草约言
本草求原
本草明览
本草详节
本草洞诠
本草真诠
本草通玄
本草集要
本草辑要
本草纂要
药性提要
药征续编
药性纂要
药品化义
药理近考
食物本草
食鉴本草
炮炙全书
分类草药性
本经序疏要
本经续疏
本草经解要
青囊药性赋
分部本草妙用
本草二十四品
本草经疏辑要
本草乘雅半偈
生草药性备要
芷园臆草题药
类经证治本草
神农本草经赞
神农本经会通
神农本经校注
药性分类主治
艺林汇考饮食篇
本草纲目易知录
汤液本草经雅正
新刊药性要略大全
淑景堂改订注释寒热温平药性赋
用药珍珠囊　珍珠囊补遗药性赋

方　书

医便
卫生编
袖珍方
仁术便览
古方汇精
圣济总录
众妙仙方
李氏医鉴
医方丛话
医方约说
医方便览
乾坤生意
悬袖便方
救急易方
程氏释方
集古良方
摄生总论
摄生秘剖
辨症良方
活人心法（朱权）
卫生家宝方
见心斋药录
寿世简便集
医方大成论
医方考绳愆
鸡峰普济方
饲鹤亭集方
临症经验方
思济堂方书
济世碎金方
揣摩有得集
亟斋急应奇方
乾坤生意秘韫
简易普济良方
内外验方秘传
名方类证医书大全
新编南北经验医方大成

临证综合

医级
医悟
丹台玉案
玉机辨症
古今医诗
本草权度
弄丸心法
医林绳墨
医学碎金
医学粹精
医宗备要
医宗宝镜
医宗撮精
医经小学
医垒元戎
证治要义
松厓医径
扁鹊心书
素仙简要

慎斋遗书
折肱漫录
济众新编
丹溪心法附余
方氏脉症正宗
世医通变要法
医林绳墨大全
医林纂要探源
普济内外全书
医方一盘珠全集
医林口谱六治秘书
识病捷法

温　　病

伤暑论
温证指归
瘟疫发源
医寄伏阴论
温热论笺正
温热病指南集
寒瘟条辨摘要

内　　科

医镜
内科摘录
证因通考
解围元薮
燥气总论
医法征验录
医略十三篇
琅嬛青囊要
医林类证集要
林氏活人录汇编
罗太无口授三法
芷园素社痎疟论疏

女　　科

广生编
仁寿镜
树蕙编
女科指掌
女科撮要
广嗣全诀
广嗣要语
广嗣须知
孕育玄机
妇科玉尺
妇科百辨
妇科良方
妇科备考
妇科宝案
妇科指归
求嗣指源
坤元是保
坤中之要
祈嗣真诠
种子心法
济阴近编
济阴宝筏
秘传女科

秘珍济阴

黄氏女科

女科万金方

彤园妇人科

女科百效全书

叶氏女科证治

妇科秘兰全书

宋氏女科撮要

茅氏女科秘方

节斋公胎产医案

秘传内府经验女科

儿　　科

婴儿论

幼科折衷

幼科指归

全幼心鉴

保婴全方

保婴撮要

活幼口议

活幼心书

小儿病源方论

幼科医学指南

痘疹活幼心法

新刻幼科百效全书

补要袖珍小儿方论

儿科推拿摘要辨症指南

外　　科

大河外科

外科真诠

枕藏外科

外科明隐集

外科集验方

外证医案汇编

外科百效全书

外科活人定本

外科秘授著要

疮疡经验全书

外科心法真验指掌

片石居疡科治法辑要

伤　　科

正骨范

接骨全书

跌打大全

全身骨图考正

伤科方书六种

眼　　科

目经大成

目科捷径

眼科启明

眼科要旨

眼科阐微

眼科集成

眼科纂要

银海指南

明目神验方

银海精微补

咽喉口齿

养　　生

医案医话医论

养性轩临证医案

养新堂医论读本

祝茹穹先生医印

谦益斋外科医案

太医局诸科程文格

古今医家经论汇编

莲斋医意立斋案疏

医　　史

医学读书志

医学读书附志

综　　合

元汇医镜

平法寓言

寿芝医略

杏苑生春

医林正印

医法青篇

医学五则

医学汇函

医学集成

医学辩害

医经允中

医钞类编

证治合参

宝命真诠

活人心法（刘以仁）

家藏蒙筌

心印绀珠经

雪潭居医约

嵩厓尊生书

医书汇参辑成

罗氏会约医镜

罗浩医书二种

景岳全书发挥

新刊医学集成

寿身小补家藏

胡文焕医书三种

铁如意轩医书四种

脉药联珠药性食物考

汉阳叶氏丛刻医集二种

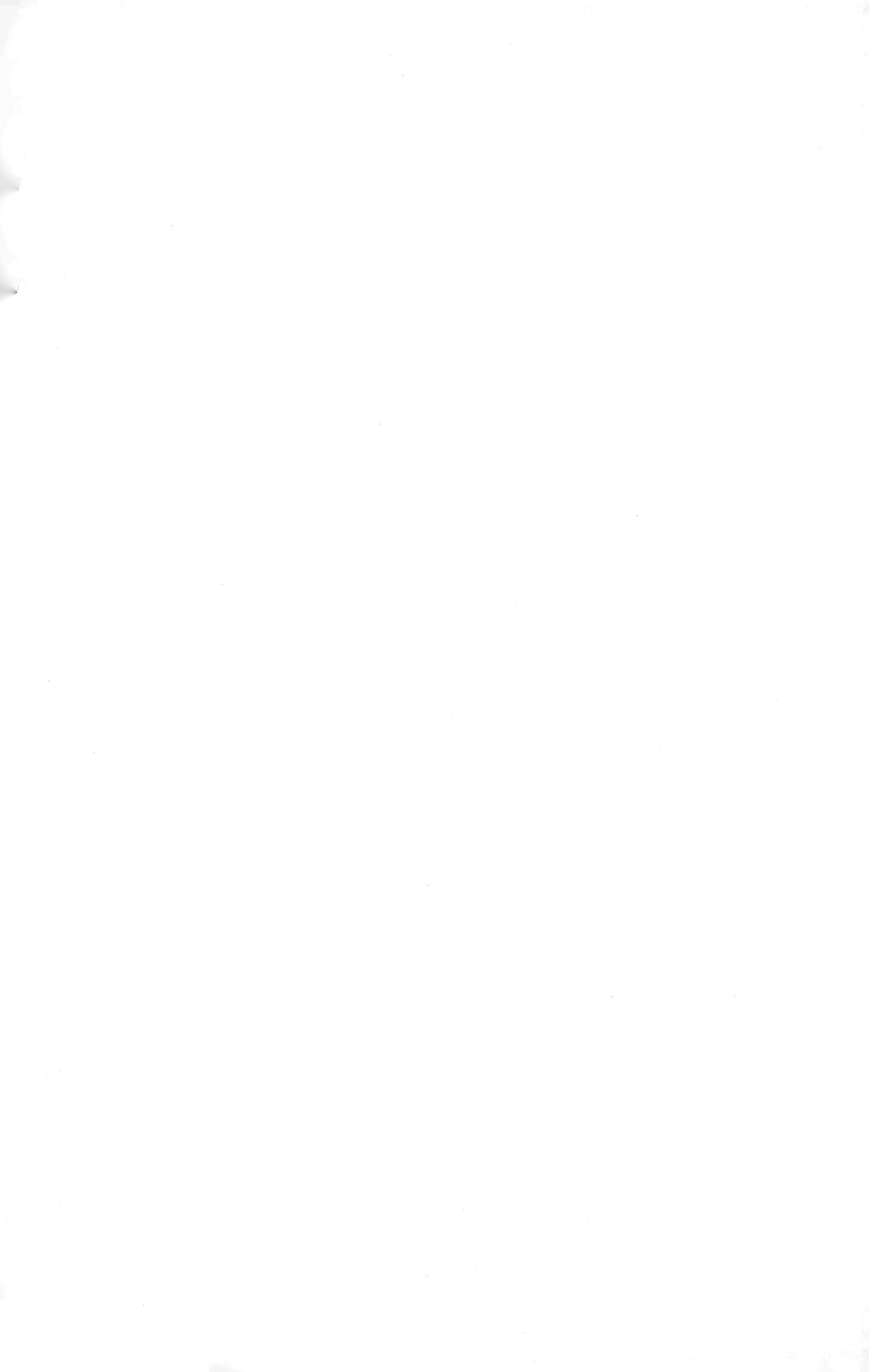